The first book to read when you feel your back pain at work

「腰が痛い」と思ったらとにかく読む本

滋賀医科大学附属病院ペインクリニック科病院教授
福井聖［監修］

京都大学博士号（人間健康科学）・バックテックCEO
福谷直人

腰痛読書療法の専門家・鍼灸師
伊藤かよこ［共著］

日経BP

はじめに　つらさが消え、仕事能力・生産性まで上がる

……世界の最先端腰痛治療とは？

はじめまして。福谷直人と申します。

京都大学大学院医学研究科博士後期課程を修了し、理学療法士という国家資格を所持しています。以前は病院に勤務し、患者さんたちの腰痛等の症状を、リハビリテーションを通してサポートしていました。

そして現在は、日本ユニシス様、コニカミノルタ健康保険組合様、内田洋行健康保険組合様などの導入実績がある法人向けの肩こり・腰痛対策支援アプリ「ポケットセラピスト®」を開発・運営する、株式会社バックテックという会社を経営し、肩こりや腰痛をお持ちの方とオンラインでやり取りをすることで、生活の質の向上や痛みの軽減をサポートしています。

ここ十数年で、**腰痛診療をめぐる環境は激変**しています。

従来の、画像診断（レントゲン撮影等）による原因特定と投薬、手術といった治療か

ら、本書でご紹介する、腰痛をマネジメントするために「揉まない」「(不用意にレントゲンを)撮らない」方法に変わりつつあるのです。このようなアプローチには、もちろん様々な研究に基づいた医学的な裏付けがあり、その効果も医療先進国各国で実証されつつあります。

また最近は、新型コロナウイルスの影響で**働き方が変わったり、在宅勤務が増加して、腰痛を抱える方も急増しています。**

その原因は、各自がオフィスという働くことに特化した空間から出て、自宅で働くことを求められたものの、多くの方の自宅にはデスクワークにちょうどいい机や椅子がない……といった設備上のものだけではありません。経済的な不安や先の見えない状況に対するストレス、運動や外出の機会の減少なども腰痛と深く関係しています。

本書の目的は、その**腰痛診療の環境の変化、そして働き方の変化を踏まえて今、腰痛を抱えている方、特にビジネスパーソンの「生活の質」を向上すること**です。

日々腰痛に悩まされていると、そもそも痛くてつらいことに加え、何をするにも億《おっ》劫《くう》になったり、集中できなかったり、イライラしやすくなるなどの態度に出てしまったり……となりがちです。そのきっかけとなる腰痛への働きかけを通して、仕事にも日常生活にも、いい変化を起こしていただきたい、という目的で、本書を執筆しています。

そのためには、まず腰痛と、その解決法についての正しい知識を得ていただく必要があるでしょう。

また、なぜ私が、病院での臨床経験を経て、**あえてオンラインによるアプローチを選んだ**のか、今、**世界の痛み医療の先進国ではどのような腰痛治療が行なわれているのか**を知っていただくこともまた、〝ゆううつな腰痛生活〟や〝何をしていてもつねに腰痛を頭の片隅で気にしている毎日〟に終止符を打つことにつながる、1つのヒントになるでしょう。本書で紹介する方法のほとんどは、施術などの専門家の手を借りることなく、自宅やその周辺で取り組めるものばかりです。

本書でこれからご紹介する方法を日常生活に取り入れていただくことで、

- **なかなか病院に行けず、痛みを我慢している**
- **検査や待ち時間で何時間もかかることを思うと、病院に行きづらい**

- **自分の腰痛はすでに慢性化しているため、もう治ることを諦めている**
- **あまり効果が続かないとわかっていても、整体院通いをやめられない**

といった悩みを、解消していくことができます。

アプリや書籍による腰痛へのアプローチは、病院や治療院に行きたくても行けない場合に選ぶ代替手段ではありません。むしろ、積極的に活用いただくことで、長年、あなたの腰にとどまっている痛みや違和感のコントロールが可能になる、1つの有効な手段なのです。

ただし、腰痛の中には、「レッドフラッグ」と呼ばれ、今すぐに受診・治療が必要なもの（たとえば、内臓の疾病に伴う腰痛や、骨折等）もあることは、もちろん忘れてはいけません。本書では、その腰痛の特徴もまとめてお伝えします。

そのような腰痛は全体の4％程度といわれていますが、侮《あなど》ってはいけません。重大な病気のシグナルとして腰痛が起こっていることもあり得ますので、46ページの項目に該当する方は、本書の方法を試す前に、まずは主治医のもとに受診されることが推奨されています。

そのうえで「危険信号が見当たらない腰痛」と判断されたなら、本書でご紹介する対策方法で、あなたの日常をよりよく変えていくことができるでしょう。

「この本で紹介されている方法は、きっと自分の腰痛に効果がある」——こんな気づきもまた、あなたの腰痛によりポジティブな影響を及ぼします。


また、本書の後半では、鍼灸師の伊藤かよこさんにバトンタッチして、**「読書療法」**という方法もご紹介します。読書療法そのものは、研究者としての私の立場からすると、「エビデンスがある」とはっきり言いきれるものではありません。しかし、腰痛というものの性質から見て、よい影響が期待できる可能性があります。

実際、伊藤さんの前著『人生を変える幸せの腰痛学校』の感想には、多くの方から、「治りました！」という報告が寄せられているようです。腰痛といえば病院や治療院、レントゲン、手術……といった従来の思い込みを外す1つの方法として、読書療法も活用していただければ幸いです。

そして本書は、滋賀医科大学医学部附属病院ペインクリニック科の病院教授を務め、日本の「痛み治療」を最前線で支えている福井聖先生に、全体の監修をいただきました。腰痛をはじめとする痛みの最新研究、あるいは病院における治療の実際などを踏まえ、幅広いご指導をいただいています。

本書でお伝えする腰痛のコントロールが、痛み医療の先進国を含めた世の中のトレンドに沿っていることを、おわかりいただけるでしょう。

レッドフラッグに該当しない腰痛のコントロールはセルフケアが中心です。つまり**今の時代、アプリで、そして書籍で、痛みをコントロールしていくことができる**のです。そんな**医療とＩＴの進歩**を、本書では手軽に書籍という形で、ぜひ実感してみてください。

その先には、腰痛の悩みから解放された明るい日々が、あなたを待っているでしょう。

福谷直人

「腰が痛い」と思ったらとにかく読む本　目次

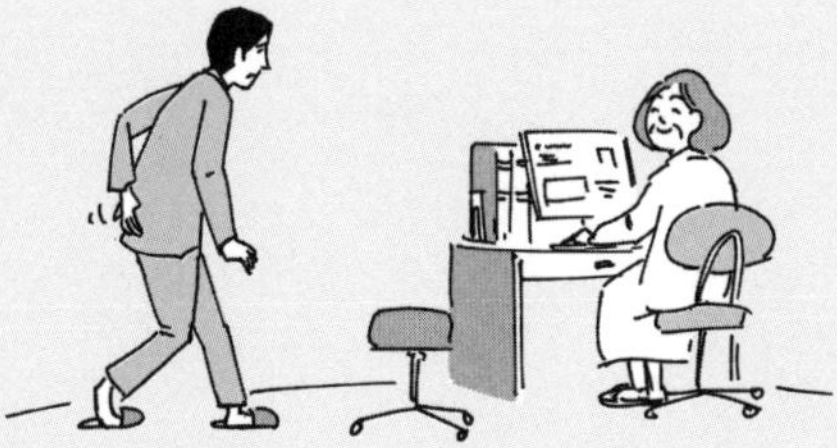

はじめに――つらさが消え、仕事能力・生産性まで上がる
……世界の最先端腰痛治療とは？ 1

PART 1

痛み医療の先進国で行なわれている治療の正体

by 福谷直人

腰痛は「腰のせい」だけではない!?
最新研究が教える腰痛の常識・非常識 18

腰痛の新常識 1
「腰痛＝治らない」は過去の思い込み 20
正しい知識をもって、前向きに対処することが、
「腰痛解消への近道」です 22

腰痛の新常識 2
腰痛は治療費の他に、年間「3000万円」の損失を生む!? …… 29
健康寿命を縮める一番の要因はなんと腰痛!? …… 35
腰痛の新常識 3
病院でただ身を任せていても、「治して」はくれない …… 37
「治す」ではなく「マネジメントする」が正解 …… 37
病院への「頼りすぎ問題」も深刻です …… 39
腰痛の新常識 4
「病院に駆け込むべき腰痛」は、腰痛全体の「ごく一部」 …… 45
「危険信号」のない腰痛
——その特効薬は「自分でのマネジメント」 …… 47

腰痛の新常識 5 「腰痛時はとにかく安静に」が慢性化を引き起こす……50
「あ、痛い！」となったら、どうするべきか……50
直後の激痛がひいてきたら……52
腰痛の新常識 6 ネット発の「腰痛情報」の大半は、実は迷信!?……55
腰痛の新常識 7 多くの腰痛は実は、「腰が悪くなった」わけではない!?……59
「腰痛の8割は原因不明」が「過去の事実」になったワケ……60
腰痛の新常識 8 無自覚のストレスからも腰痛は引き起こされる……65

マイナス思考やストレスで
腰痛が慢性化するメカニズム……68

腰痛の新常識 9
「だいたい、この辺りが痛い」
という腰痛は慢性化予備群……72

腰痛の新常識 10
湿布、コルセット、レントゲンは治療の主役ではない……75

腰痛の新常識 11
リラクゼーションサロンや整体に行く前に
絶対に知っておくべきこと……78

腰痛の新常識 12
会社員が「健康上の理由」で
欠勤する理由の1位は腰痛、だから……81

PART 2

これが本当の腰痛対策！

セルフマネジメントの極意とは？

by 福谷直人

実践！ 仕事のパフォーマンスを上げる腰痛マネジメント……86

実践！ 1 あなたの腰痛の「危険信号」を見極める……91

実践！ 2 心理・社会的要因を探る……92

実践！ 3 7つの質問に答えるだけの「腰痛マネジメントログ」……94

実践！ 4 生活習慣を無理なく見直す …… 102
腰痛ケアの基本は「早歩き（有酸素運動）」 …… 102
インナーマッスルを鍛えるエクササイズとストレッチ …… 105
痛みを軽くする熟睡のコツ …… 112
腰痛対策に役立つ「栄養素」は？ …… 115

PART 3

腰痛読書療法
バーチャル診察室へようこそ

by 伊藤かよこ

腰痛読書療法　スペシャルストーリー……126

慢性腰痛に悩まされ、
これまで多くのお金と時間を費やしてきた会社員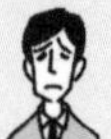。
完治は半ば諦めつつも、藁《わら》をもすがる思いで訪れたのは、
一人の医師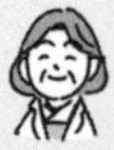が営む小さな診察室だった。

これまで受けてきた治療や施術とは
明らかに違う 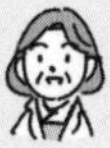 の問いかけに、
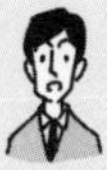 は半信半疑ながらも対話を重ね、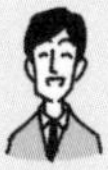 はいつの間にか、
長年の慢性腰痛への悩みを手放していることに気づくのであった。

「完治した」「治った」とネットの口コミで
評判の診察室で行なわれる「腰痛治療」とは？
これは、腰痛で悩むあなたのための、「腰痛認知行動療法」を体験できる物語。

おわりに――福井聖……219
参考文献・出典……226

PART 1

痛み医療の先進国で行なわれている治療の正体

by 福谷直人

腰痛は「腰のせい」だけではない!? 最新研究が教える腰痛の常識・非常識

新常識「腰痛治療の有効な方法は手術以外にも多くあり、〝腰痛が悪化したら手術するしかない〟というのは**正しくない**」

新常識「〝姿勢が悪い〟〝背骨が曲がっている〟〝骨盤がずれている〟〝身体の左右バランスが歪んでいる〟→**〝だから痛い〟ということではない**」

本書を手に取ってくださっている方は、少なからず、腰痛を気にしていることでしょう。今挙げたようなことも、すでに知っている方も多いと思います。ここに挙げた2つの事例は腰痛治療にあたる者にとっては常識中の常識です。

しかし、ひと昔前は、腰痛が悪化したら痛み止めによる治療か手術するしかないと思われてきました。

「はじめに」でもご紹介したように、**ここ十数年で腰痛治療の常識は塗り替わりつつあります。腰痛に対して本当に効果があることは何か、効果があると思われてきたけれども実はそうでもないものは何か。そういったことが、エビデンスによって明らかになってきているのです。**

しかし、そんな新しい常識はなかなか広まらず、多くの方が古い常識のまま、治療法や腰痛への接し方を決めてしまっています。

当然ですが、「効果が低いと考えられるもの」「実は腰痛には効かないもの」を熱心に続けていても、腰痛の改善は見込めません。それどころかかえって傷めてしまったり、慢性化してしまう原因になってしまう可能性があるでしょう。**多くの慢性痛は、腰痛の間違えた古い常識によって生み出されている可能性すらある**のです。

そこで本章では、書籍やアプリで腰痛をコントロールしていくための基礎として、最先端の腰痛の知識（リテラシー）をご紹介していきます。ぜひご自身の腰痛の知識をアップデートしてみてください。

腰痛の新常識

1

「腰痛＝治らない」は過去の思い込み

腰痛は「治らないと諦めている」と答えた人――69％
腰痛は「痛みがあっても我慢すべき」と答えた人――67％

こんな調査結果があります（製薬会社・ファイザー調べ）。
これらの数字を見て、みなさんはどう感じられたでしょうか？　きっと「そりゃそうだろう」「自分も同感だ」と思った人が多いのではないかと思います。

つねに腰に違和感がある。
立ち上がったり座ったりするたび、腰が「イタタタ……」となる。
朝、布団から起き上がるのも腰を守りながらで、ひと苦労。

仕事中も、気がついたら腰をさすったり、トントン叩いたりしている。
ぜんぶ本当はどうにかしたい！
でも「治らない」から仕方がない。
腰痛は持病みたいなものだから、痛みとは一生、付き合っていくしかない……。

私自身、法人向け肩こり・腰痛対策支援アプリ「ポケットセラピスト」の提供者として日々、利用者と接するなかで、腰痛を抱えつつも、諦めモードに入ってしまっている人を多く目にしてきました。

ここでまずお伝えしたいのは、**腰痛は決して「治らない」「我慢すべき」ものではなく、自分で対処可能な不調だ**ということです。

たとえ病院で「原因がわからない」と言われようとも、今まで、とりあえず湿布と鎮痛剤を処方されてきたとしても、関係ありません。これからの毎日のケアと習慣によって、腰痛に悩まされない明るい日々を誰でも取り戻すことができるのです。

正しい知識をもって、前向きに対処することが、「腰痛解消への近道」です

「腰痛＝治らない」という思い込みから抜け出すことができた方は、痛みを感じたときに不安を感じることなく、自身の腰痛と前向きに対峙《たいじ》することができます。この流れにすんなりと入ることができるかどうかが、回復できるかどうか、ひいては、その後の人生の質までも左右します。

そこで重要なのは、「正しい知識」です。

「なぜ、知識の有無で、回復できるかどうかが変わるの？」

と疑問に思われる方もいるかもしれませんね。なぜ、腰痛になったら正しい知識をつけることが大事なのか、ここで簡単にお話ししておきましょう。

たとえば「腰椎椎間板《ようついついかんばん》ヘルニア」というと、どんなイメージでしょうか。

「ぎっくり腰のことですよね？」

と思った方は、まずはちょっとストップ。たしかに「ぎっくり腰」と呼ばれる急性の腰痛の中には「腰椎椎間板ヘルニア」も含まれていますが、ぎっくり腰と腰椎椎間板ヘルニアはイコールではありません。「ぎっくり腰」は腰に急に起こる鋭い痛みの総称なので、「腰椎椎間板ヘルニア」ではないケースも多々あります。

ですから、「腰椎椎間板ヘルニア＝ぎっくり腰」と**思い込んで自己流の対策をしても、効果がないことも多い**わけです。この場合などはまさに、**「知識がないばかりに、腰痛が改善しない」**ことの典型例ですね（ただしこの手の思い込みは、病院をはじめとする医療機関のプロフェッショナルが補ってくれることが多いので、大きな問題になることはほとんどありませんが）。

さて、「腰椎椎間板ヘルニア」のイメージに戻りましょう。多くの方が描くイメージは、

「ヘルニア＝持病なので、もう治らない」

「痛め止めの注射や牽引《けんいん》を受け続けなくてはいけない」

「治したいのなら手術が必要」

などです。しかしこれらのイメージもまた、正しいとは限りません。というのも、腰椎椎間板ヘルニアには、タイプによっては、1年以内に自然治癒するものも少なくないからです。

そもそも「腰椎椎間板ヘルニア」とは、腰椎と腰椎の間にある椎間板が突き出たり、椎間板から「髄核《ずいかく》」というゼリー状の物質が飛び出したりした状態を指します(画像で見られる椎間板ヘルニアと、症状としての椎間板ヘルニアは異なります。192ページ参照)。このような髄核が飛び出しているタイプの腰椎椎間板ヘルニアは、70〜96%が自然に消失していくことがわかっています。さらに、タイプによっては、15〜43%が**完全に消失する**可能性があることが報告されているのです。

ですから、「腰椎椎間板ヘルニアは治らない」「手術が必要」というのは正しい知識ではありません。

「腰椎椎間板ヘルニアだから、自分の腰に気を使って、だましだまし生活しなきゃ」とおっしゃる方は、**実は解決できるかもしれないものを、正しい知識がないために諦めてしまい、「治らなく」してしまっている**とも考えられるのです。

もっというと、そもそも「腰椎椎間板ヘルニア＝腰痛」というのも正しいとは言い切れない場合が多いのです。

飛び出した髄核は、腰椎に並行して走っている神経を圧迫します。そのため、足にしびれが出ることはありますが、それと腰痛は別ものであることも多くあります。また、突き出た椎間板が腰部の関節や組織を刺激し、腰痛が起こる場合もありますが、それは3％程度とかなり低い確率です。つまり、**「椎間板ヘルニア＝腰痛」というのは、多くの場合は起こらない**とも解釈できるのです。

裏を返せば、腰痛持ちではないのに、実は椎間板ヘルニアになっている人も多く、腰痛のない人の3割も椎間板に異常があった（＝MRI撮影等で、何らかの異常が確認された）という報告もあるほどです。

もしヘルニアのある人で腰痛が出ているとしたら、もしかしたら、それは「筋・筋膜性腰痛」という別の要因が重なっているのかもしれません。

稀《まれ》に、くしゃみや外からの衝撃によって急にヘルニアになってしまうケースもあります。ただ多くの場合は、長時間同じ姿勢を続けることで腰の筋肉に負担がかかって筋・筋膜性腰痛になり、咳やくしゃみなどで瞬間的に腹圧が高まる（お腹に力が入る）と、椎間板から髄核が飛び出してヘルニアになるというわけです。

なお、先ほど痛みの要因として登場した筋・筋膜性腰痛も、積極的に生活習慣からアプローチすることで自然に症状が軽くなりやすい腰痛です。

というわけで、

- **腰椎椎間板ヘルニアは、「髄核が飛び出しているタイプ」なら、7割以上が1年以内に自然治癒する**
- **「腰椎椎間板ヘルニアによる腰痛」はほとんど存在せず、ヘルニアと合併しやすい筋・筋膜性腰痛も自然に症状が軽くなる可能性が高い**

というのが、「腰椎椎間板ヘルニアと腰痛」に関して、本書が推奨している「正しい知識を得る」ということです。

「でも、自分の腰椎椎間板ヘルニアは治っていないし、痛みもなくなっていません」

という方も多いでしょう。

誤った知識によって、**「治らないと思い込んで不安な気持ちになってしまうこと」が、実は「本当に治らない現実」をつくりだしている**——信じられないかもしれませんが、これが腰痛の新常識です。詳しくは68ページで紹介しますが、「治らないという思い込み」「悪くなってしまったという諦め」が、本当に腰痛の長期化、慢性化に悪影響を与えていることは、すでに実証されているのです。

ここでは、腰椎椎間板ヘルニアを例に説明しましたが、同様のことは、それ以外の幅広い腰痛にも当てはまります。

「レントゲンを撮ったのに、原因が特定されなかった」
「痛みを感じる場所が日によって、時間によって変わる」
「痛みがぶり返してはリラクゼーションサロンや施術で一時的にラクになる、というのを繰り返しているが、症状が根本的にはよくならない」

というような方は、まずはこのパターンを疑ってみてもいいでしょう。**正しい知識をもって、前向きに対峙すること。これに優る解決法はない**のです。

髄核が飛び出しているタイプの腰椎椎間板ヘルニアも、デスクワークで悩みやすい腰痛も、自然に症状が軽くなる可能性がおおいにある――というわけで、**「腰痛＝治らない」は正しくない、**ということはもう明らかですね。

それではここからは、

「治るはずの腰痛……でも、私の腰痛は実際問題、治っていません」

という方に向けて、腰痛に関わるお悩みを解決していくための正しい知識と、効果の実証されている腰痛対策の実際をお話ししていくことにしましょう。

腰痛の新常識 2

腰痛は治療費の他に、年間「3000万円」の損失を生む!?

すでに腰痛に悩んでいる人ならわかると思いますが、「痛みがある」という状態は、かなり煩《わずら》わしいものです。慢性的な痛みによって、時間管理能力、集中力、業務遂行能力、意思決定能力、注意力、意欲、コミュニケーション能力、自己効力感（自分の可能性を認知していること）など、数々の能力や感覚が低下することは複数の研究で明らかにされています。みなさんの実感としても、「痛くて集中できない」「つい不機嫌な態度になってしまった」などの経験があるのではないでしょうか。

ここで、**腰痛がどのくらい、働く人の生産性に影響を与えているのか**を示すデータをご紹介しましょう。

産業医科大学の永田智久先生らの調査によると、「腰痛のある人が、出勤しているものの、体調不良によって生産性が低下していること」によって生じる損失は、従業員1人あたりの平均で**1年に約3万円**にのぼるといいます。注意していただきたいのは、この「約3万円」という数字は、腰痛の人1人あたりの数字ではないということです。腰痛のある人もない人も含めた従業員全員のデータの合計を1人あたりにならしたものですから、**100人の企業だと1年に300万円、1000人の企業だと3000万円もの損失になる**といえます。

このような研究を受けて、当社が運営する肩こり・腰痛対策支援アプリ（ポケットセラピスト）によって、企業の生産性がどのくらい向上したのかを調査しました。その結果は、以下の通りです（31ページ参照。金額はすべて1人あたりの金額）。

- A社……1万470円（1カ月）→**12万5640円（1年）**
- B社……3万3382円（1カ月）→**40万5584円（1年）**
- C社……1万4685円（1カ月）→**17万6220円（1年）**

ただし、当社の調査はあくまで「ポケットセラピストを利用した人（＝肩こりや腰痛

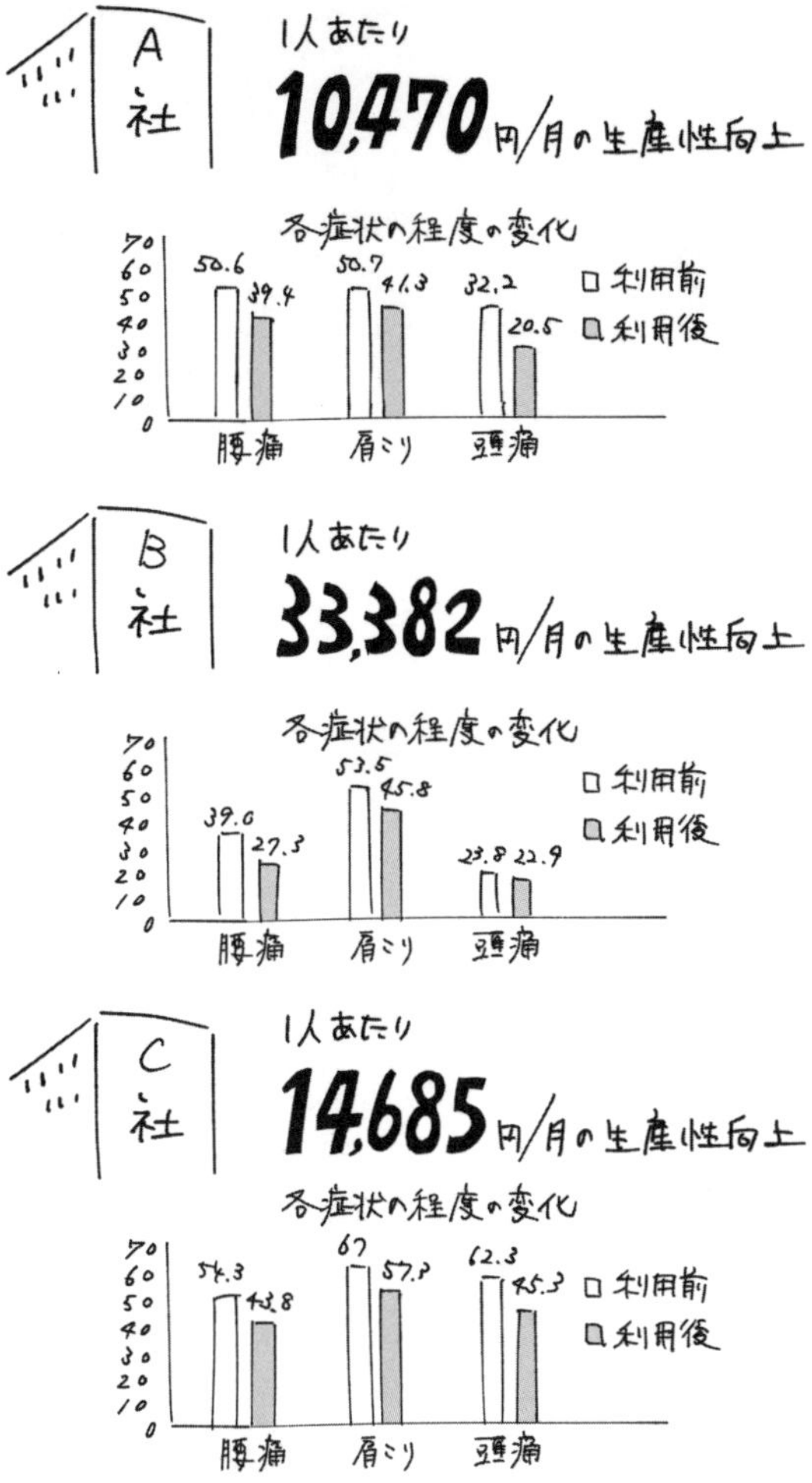
A社
1人あたり
10,470円/月の生産性向上
各症状の程度の変化
70
60
50
40
30
20
10
0
50.6
39.4
50.7
41.3
32.2
20.5
利用前
利用後
腰痛
肩こり
頭痛
B社
1人あたり
33,382円/月の生産性向上
各症状の程度の変化
39.0
27.3
53.5
45.8
23.8
22.9
利用前
利用後
腰痛
肩こり
頭痛
C社
1人あたり
14,685円/月の生産性向上
各症状の程度の変化
54.3
43.8
67
57.3
62.3
45.3
利用前
利用後
腰痛
肩こり
頭痛

不調の改善で生産性は目に見えて上がる

のある人）」に対して行なわれたものですので、先ほどの「全社員1人あたり、年間3万円の損失」と同義ではありません。

また、対象こそ「ポケットセラピストを利用した人（＝肩こりや腰痛のある人）」ですが、その方々の生産性低下の原因は肩こりや腰痛だけとは限りません。実際のところ、**腰痛や肩こりを抱える方の多くは睡眠不足や不眠、眼精疲労など、別の様々な不調を併発させています。**ポケットセラピストは、様々な不調に対して効果のある働きかけを促すものです。そのため、腰痛による生産性低下にも効果を発揮し、今回のような目をみはる金額が算出されたものと考えたほうがよいでしょう。

このような前提で見ても、生産性の向上額にはばらつきはあるものの、いずれの企業でも1人あたり1カ月に1万円を超える生産性の向上が見られました。

要するに、**腰痛に対して正しいアプローチをしていくことで、個人の苦しみを軽減し、それによって1カ月1万円以上の生産性の向上が起こりうる**、そしてその背後には、腰痛のある人は出勤していても、これだけの生産性低下を生んでいるという事実があるのです。

なお、「出勤しているものの、体調不良によって生産性が低下していること」を「プレゼンティーイズム」といい、「社員が、出勤予定の日に会社を休むこと」を「アブセンティーイズム」といいますが、「アブセンティーイズム」よりも、「プレゼンティーイズム」のほうが企業に与える影響は大きいとされています。前述の永田先生らの調査報告によれば、**企業が被る全損失の実に6割が、プレゼンティーイズムによる**といいます。

腰痛があるけれども、頑張って出勤している……その努力には本当に頭が下がりますが、しかし**腰痛とだましだまし付き合っている状態は、それだけで個人の生産性、そして部署や会社全体の生産性を下げてしまっている**といえるのです。厳しいことをお伝えするようですが、腰痛を自分自身でマネジメントすることは、ビジネスの第一線で活躍し続けるためには必須のことといえるでしょう。

ただし、誤解しないでいただきたいのは、先ほど紹介した当社のデータは、「腰痛を自分でマネジメントしようとすることで向上した生産性」です。「腰痛を治すことで上がる生産性」でもありませんし、「腰痛があるか、ないか」による差でもない、ということは強調させてください。要するに、**腰痛を「自分でどうにかしよう」と思って取り組むだけで、生産性は数万円以上向上する**ということです。

詳しくは後述しますが、腰痛を自分でマネジメントしようとすることは、自身の生活習慣を見直したり、考え方を変えることにつながります。そうした取り組みそのものが全身にいい影響を起こし、腰痛で下がってしまう数字以上の生産性の向上につながる、というわけです。

腰痛を自分で改善しようとし始めるだけで生産性が上がり、仕事の出来も変わってくる、その結果、プライベートも充実する……実際のところ、**ちょっとした仕事術を日常の仕事に導入する以上の効果が、腰痛改善への取り組みによってもたらされる**はずです。

健康寿命を縮める一番の要因は……なんと腰痛⁉

さらにもう1つ、腰痛が将来的に人生の質を低下させることを示す研究もご紹介しておきましょう。

「ＹＬＤｓ」という言葉を聞いたことがあるでしょうか。これは「Years Lived with Disability」、つまり「健康でない状態（何かしらの障害を抱えた状態）で生活する年数」です。「健康寿命」の指標となるものとして、ＷＨＯや世界銀行で採用されています。

このＹＬＤｓ低下の要因に着目したところ、１９９０年から２０１０年の30年間にわたって、「腰痛」が不動の1位だったというのです。

なぜ、**腰痛が健康寿命を縮める一番の要因**だといえるのでしょうか？

それは、腰痛が生活習慣に与える影響が大きいからといえるでしょう。腰痛を抱える方の多くは、運動不足の傾向にあります。痛みがあれば動くのが億劫になったり、それまで体を動かす趣味のあった方も腰痛をきっかけに辞めてしまったりしがちです。さらに、「腰痛は治らない」という間違った思い込みを持っている方は、長年にわたって運動不足状態が続いていくでしょう。

そうした生活習慣が長期間積み重なった結果、肥満、糖尿病、高血圧、動脈硬化、脂肪肝といった「健康ではない状態」の要因になると考えられるのです。

腰痛はこのように、

- **直近の仕事における生産性の低下**

だけでなく、

- **生活習慣病の悪化**
- **人生の質の低下**
- **健康寿命の縮小**

につながる可能性があるわけです。仕事で成果を上げるためにも、元気で長生きするためにも、今のうちに、自分で腰痛をマネジメントする方法を身につけておきましょう。

腰痛の新常識

3 病院でただ身を任せていても、「治して」はくれない

「治す」ではなく「マネジメントする」が正解

「できることなら、1日も早く腰痛を治したい」というのは、きっと多くの人に共通している思いでしょう。

ただ、「治す」とはどういうことでしょう。二度と起こらないように痛みを消し去りたいということでしょうか。

「治したい」という思いには、「痛み＝悪いもの」というイメージが少なからず働いているようにも考えられます。「痛みは悪いもの」、だから「治したい」「消したい」

——でも、**体に起こることには、必ず理由があります。**

では痛みは、なぜ起こるのかというと、「この状態を放置すると危険だ」と知らせ

るため。つまり痛みは体からのサインなのです。

どれほど健康的な生活をしていても、痛みがいっさい起こらない体はないといっていいでしょう。大切なのは、その**サインを放置しないこと**です。


ですから本書においても、「痛みを治したい」という思いはいったん置いて、**まずは「普段の生活ややりたいことが腰痛によって制限されない状態」を目指していただきたい**と思います。そうしているうちに、日常生活において、「腰痛」を意識することはなくなるでしょう。私たちが日頃、不調なく働いてくれている体の一部分を意識しないのと同様です（たとえばあなたは左足の第四指を日頃から意識していますか？）。

そうやって生活していてまたどこかに不具合が出ると、それが腰痛となってあらわれることがあるようです。けれどもそれは、「腰痛が治っていない」という状態とはやや異なります。「体の不調が腰痛というシグナルとなってあらわれている」ととらえましょう。**「何か不調があるとき、体がシグナルを発したいときは痛い。けれども普段は全然気にならない」**。**それが健康な体**です。「何をしても痛くない、二度と痛みが起こらない」を目指してしまうと、行きつく先は究極の不健康かサイボーグです。

専門家が治療の際に参照する『慢性疼痛《とうつう》治療ガイドライン』でも、「痛みの軽減は慢性疼痛治療の目的と最終目標の1つ」としながらも、それは第一目標ではないとしています。そして重要なのは「医療者は治療による副作用をできるだけ少なくしながら痛みの管理を行ない、患者の生活の質（QOL）や日常生活動作（ADL）を向上させること」と明記されています。

「痛いか、痛くないか」と目くじらを立てるのではなく、「痛みというサインが起こったら、適切に対処する、マネジメントする」というふうに考え方を変えていきましょう。

病院への「頼りすぎ問題」も深刻です

本書では冒頭から、**「痛み医療の先進国では」**とか**「腰痛の最新研究では」**などという言い方をしています。

このような表現を見て、

「日本の腰痛治療は世界的に見てどうなの？」

と思われる方もいるでしょう。残念ながら、ヨーロッパやアメリカ、オーストラリアなど諸外国に後《おく》れを取っているといわざるを得ません。

国によって医療制度も診療ガイドラインも異なりますが、大まかな流れとして、ヨーロッパやアメリカ、オーストラリアでは、まず理学療法士やかかりつけ医（総合診療医・家庭医）が注意深い問診と診察を行ない、治療方針を決めるというのが基本です。たとえばオーストラリアの人たちは、多くの場合、腰痛になるとまず、理学療法士（PT）を頼ります。理学療法士は医師ではありませんが、医師からも患者からも信頼の厚い身近な存在です。

オーストラリアでの理学療法士による腰痛診療は、基本的には事前の予約が必要な場合が多く、**1時間～1時間半をかけてじっくり問診が行なわれます。**

そこでさまざまな危険信号の有無が診断され、治療が行なわれます。ただし、診断の結果、医師による処置が必要だと判断された場合には病院での受診を案内され、そこから専門医を紹介されていく、という仕組みです。

危険信号がないときは、しばらく運動療法などの「保存的治療」を試みて、効果があればそれでよし、効果がなければ別の可能性を考えて画像検査などを行なう、という流れになる場合もあります。

このように、まず理学療法士、そこから医師・専門医というふうに絞り込まれていくため、あらゆる可能性を踏まえて、総合的に腰痛にアプローチできるようになっているのです。


患者の立場からすれば、理学療法士の事前予約をとらなければいけなかったり、初回は1時間〜1時間半の問診を受ける必要があったり、多くの場合では画像検査等もなく運動などを勧められたり……と手間と忍耐が必要な面もあります。

しかし、**問診を通して自身の体調を正しく理解したり、本書で勧めているような正しい知識を身につけることができるほか、必要なケアを適切に受けられる可能性が高い**のが、最近の治療の特徴といえるでしょう。

一方の日本では、理学療法士は「医師の指示のもとでリハビリなどを行なう」という役割です。医師の指示がないと患者を診ることができません。

そのため、腰痛になったらまずみなさんが足を運ぶのが、整形外科です。このような流れのため、患者はすぐに医師による診察を受けることができます。

整形外科医としては訪れた患者全員を迅速にケアするために、多くの場合で、早い段階でレントゲン検査を行なうことになります。しかし後述しますが、腰痛の多くはレントゲン検査などに原因が写らないため、

「特に大きな異常はありません。痛みがあるのなら湿布と鎮痛剤を出しておくので、しばらく安静に」

という処置になることも少なからずあるわけです。腰痛でこのような処置を受けると、

「『しばらく』っていつまで？」

「医師でも原因がわからないのなら、治らないのかな」

などの疑問や不安を持つ方も多いようですが、腰痛の要因が多岐にわたること、患者1名当たりの診断時間が限られていることなどから、医師自身も確定診断を下すの

が難しく、それらの疑問・不安への答えを明確に言い切ることができないのです。
また、オーストラリア方式の治療と比べると、**必然的にレントゲンを撮影する機会が増えやすいため、医療費の面でも課題が残ります。**

なお、2019年に改定された『腰痛診療ガイドライン』では、診察手順の最初に「注意深い問診と身体検査」が新たに設けられました。

そこで「危険信号あり」と見なした場合は画像検査や血液検査で精査する、「危険信号なし」の場合は神経症状の有無を評価する……といった順序で、総合的な知見から、正しく、的確な対処法を導いていく流れが示されています（危険信号については46ページ参照）。

合わせて、非特異的腰痛（原因が特定しきれない腰痛）患者には杓子定規《しゃくしじょうぎ》に画像検査を行なわない、心理・社会的要因（職場のストレスなど）も加味するなど、各国ガイドラインで推奨されている診断・治療法も示されており、欧米式に近くなっています。

ガイドラインは医療従事者の道標となるものなので、この改定は非常に意義深いといえます。**今までは腰痛治療の後進国だった日本ですが、少しずつ、包括的に腰痛に**

アプローチできる医療専門職が増え、かつ、他職種間での連携が活発化することが期待できるでしょう。

また、日本式の治療では、患者側も、

「病院に行けば、自分の腰痛の原因を特定してくれるだろう」

「施術を受ければ、腰痛を軽減してくれるだろう」

というような、「自分の腰痛を、自分以外の誰かにどうにかしてもらおう」という発想につながりやすいように感じます。

しかし、**痛いのは患者自身であり、その原因を特定しうるのも、根本から改善できるのも患者自身をおいて他にはいません。**どんなベテラン医師でも、腰痛は多くの要因に影響されるため、その症状やレントゲン写真を見ただけで腰痛の原因や対策がつぶさに見通せたり、痛みを根本から瞬間的に取り去れるということはあり得ません。

腰痛をお持ちの方自身が、問診を通して自身の状態を正しく把握し、正しい知識を身につけることで、より主体的な腰痛解消への道が開けてくるのです。

腰痛の新常識 4

「病院に駆け込むべき腰痛」は、腰痛全体の「ごく一部」

ここまで、多くの方が抱えがちな「腰痛の思い込み」を紹介してきました。それでは反対に、「腰痛」っていったい何なのでしょうか？　また、「痛い」と思ったときに「すぐに医師の受診が必要な腰痛」と、本書でお伝えしている「自分でマネジメントしていける腰痛」とを見分けることはできるのでしょうか？　少し専門的な話も含みますが、ここで腰痛の分類と原因を大まかに説明しておきましょう。

まず、医師などの医療専門職が参照する『腰痛診療ガイドライン　2019』では、腰痛は次のように、発症からの期間によって「急性」「亜急性」「慢性」の3つに分類されています。

・急性腰痛——発症からの期間が4週間未満
・亜急性腰痛——発症からの期間が4週間以上3カ月未満
・慢性腰痛——発症からの期間が3カ月以上

さらに、次に紹介する3つの項目のうち、2つ以上が当てはまった場合は、医師による診断・治療を必要としている可能性が少なからずあります。この3つが腰痛の中でも注意の必要な腰痛を見分けるための**「危険信号」**です。

1　腰痛が初めて生じた年齢が、25歳以下、もしくは55歳以上
2　時間帯や活動によって変化しない腰痛
3　急激な体重減少を伴う腰痛

これらの「危険信号」は、その腰痛が内臓の疾患から生じていたり、身体の一部がケガをしていたりする場合に該当します。中には自然治癒するものもありますが、その腰痛の影に、もっと大きな病気が隠れていることも十分考えられます。

そのため、一度、危険な病気が潜んでいないか主治医を受診しチェックしてもらうといいでしょう。

なお、専門家が参照する腰痛治療のガイドラインでは、全部で9つの危険信号が「レッドフラッグ」として提示されています。そのうち1つでも当てはまった場合は医療機関への受診が推奨されていますが、本書では、医療の専門家でなくても見極め可能であり、特に注目すべき3点に絞ってお伝えしています。

前述の危険信号に当てはまらなくても、放っておけない不安や異常がある場合は、病院を受診してください。

「危険信号」のない腰痛 ——その特効薬は「自分でのマネジメント」

では、「危険信号」に該当しない腰痛はどうしたらよいのでしょうか?

必ずしも病院に行く必要がないということは、言ってしまえば、**病院に行かなくて**

もセルフケアで改善する余地があると考えることもできます。これまで何度か紹介したような、

「病院に行ったのに、待たされて湿布を出されて様子を見ましょうと言われただけだった」

というようなケースです。それは、先ほどからお伝えしている「日本の腰痛治療が後《おく》れていること」とはまったく関係ありません。

むしろ、こういった「本来、病院で処置できることがほとんどない方」が病院で治療を受けていること自体が、日本の腰痛治療の後れをあらわしているといっても過言ではありません。これは正しい健康知識が広まっていないために生じていると考えられます。

「危険信号」に該当しない腰痛に対して有効なのは、病院受診という選択肢以外にも**自分で生活習慣などをコントロールするという方法**も考えられます。繰り返しになりますが、「正しい知識」と「自己マネジメント」「自己コントロール」です。

みなさんが想像している以上に、多くの方の腰痛が自身によるセルフケアで、よい方向に向かっていきます。

私が医療現場で、あるいは企業・健康保険組合に当社アプリを導入いただき、腰痛に悩む従業員の方々と関わってきたなかでも、**本当にたくさんの方が、自身のマネジメントにより、腰痛に関わる悩みを解決されています。**

その際に専門家が力になってくれることもありますが、それはあくまで、「あなた自身が腰痛の原因を把握し、それを軽減するための取り組みをしていくうえでのサポート役」です。私が提供しているポケットセラピストはまさにこの機能に特化したものので、本書もまた、同じ役割を果たすことができるものなのです。

腰痛の新常識

5

「腰痛時はとにかく安静に」が慢性化を引き起こす

「あ、痛い！」となったら、どうするべきか

突発的に強い腰痛に襲われることがあります。そのような場合には、真っ先に病院に行きたいところですが、その痛みのあまり動けない、ということもあり得ます。そんなときは、どうすればいいのでしょうか。

ここでは、腰痛の中でも多くの方に知られている「ぎっくり腰」を例に、**急に腰が痛くなったときの一般的な対応**をお伝えしておきましょう。

重いものを持ち上げようとしたところ、

「あ！　腰に激痛が……！」

多くのぎっくり腰は、こんな日常の動作の積み重ねをきっかけに起こります。このような場合、多くは、腰を丸めて前かがみになった状態で強い負荷がかかって、椎間板を囲んでいる「線維輪《せんいりん》」の一部がプチッと切れてしまったことが原因です。現象としては、今いったように「プチッと切れる」程度のことなのですが、線維輪には、痛みを感じる神経が、他の部位よりたくさん走っています。そのため、ちょっと組織に異変があっただけでも、「ぎっくり」というくらいの強い痛みが生じるのです。

このように生じた腰痛で痛くて動けない場合は、まずうつ伏せになり、少し楽になるまで待ちましょう。少しでも動けるようになったら、枕など厚みのあるものを胸元に入れ、上体がやや反《そ》った姿勢を20〜30分間キープしてください（53ページ参照）。これで、たいていは当日のうちに動けるようになります。

「ぎっくり腰」は前述のように、腰を丸めた状態で負荷をかけたときに起こりやすいもので、その際、腰の反りが通常時と比べて失われてしまっていることがあります。うつ伏せの姿勢を維持することで、その「正常な腰の反り」を取り戻してあげるのです。

なお、ぎっくり腰をはじめとする「急性」の腰痛は、発症直後から5日の間は、**温めることによって痛みが軽減する**ことが明らかとなっています。一方、患部を冷やすことの効果については今のところエビデンスがなく、湿布もリフレッシュ効果程度です。

直後の激痛がひいてきたら……

ぎっくり腰は前述のように、**多くの場合に自然治癒する**ものです。ですから、まずは焦らず悲観的になりすぎずに、直後の激痛がひくのを待ちましょう。

また、痛みのあまり、つい「安静に」したくなってしまうかもしれませんが、実は**ぎっくり腰で安静第一にすると、かえって長引きやすくなる**ことがわかっています。軽い家事など、できることから、**痛みが出る前の普段通りの生活を維持したほうが早く回復に向かいます。**

普段通りの生活をするために、最初のうちはコルセットで腰を支えるというのも1

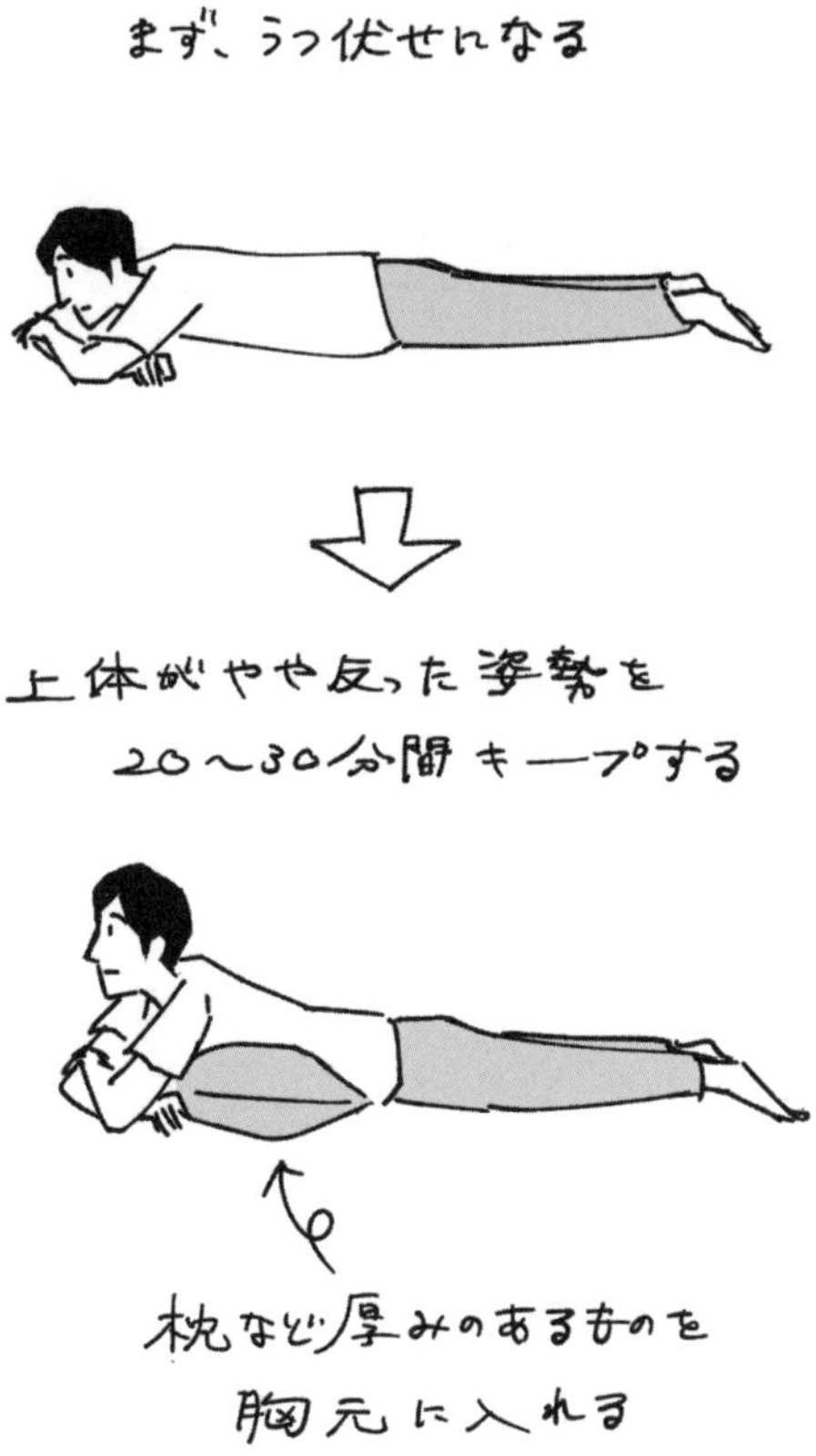
まず、うつ伏せになる
上体がやや反った姿勢を
20〜30分間キープする
枕など厚みのあるものを
胸元に入れる

「急な痛み」の応急処置法

つの方法です。

ただし、ここでコルセットを使うのは、あくまでも、日常生活上の機能をサポートするための応急処置であることは忘れないでください。長期間にわたって使うと、次第に「自分はコルセットがないと動けない」という思い込みが生じ、いわば「コルセット依存」に陥る危険があります。それが、ぎっくり腰の改善を妨げたり遅らせたりすることにつながるため、コルセットは、使うとしても2〜3日程度を目安にしてください。


また、詳しくは後述しますが、腰痛の原因の1つとして「職場のストレス」「1週間に60時間以上の労働」といった心理・社会的要因が絡んでいます。ぎっくり腰も同様に、心理・社会的要因が影響していることがあるのです。

もし、ストレスや長時間労働に思い当たる節があるのなら、早めにストレス解消策を講じる、忙しくても休みをうまくとる、仕事の合間にストレッチを取り入れるなどの工夫も必要でしょう。

腰痛の新常識 6

ネット発の「腰痛情報」の大半は、実は迷信!?

腰痛は悩んでいる人が多いせいなのか、様々な「腰痛の原因」がまことしやかに語られています。骨盤の歪み、背骨の歪曲、悪い姿勢、ヘルニア、筋肉減少……聞き覚えのある〝原因〟が、おそらく複数あるでしょう。

でも、こうした**構造的な問題が腰痛と強く関連しているというのは、あまり高いエビデンスで証明されているわけではありません。**

たとえば街中で、腰が直角に近いほど曲がっているお年寄りが、押し車を押して歩いているのを見たことはないでしょうか。背骨の歪曲が腰痛につながるのなら激痛で歩けないはずですが、こうしたお年寄りには、痛みを感じていない人も少なくありません。

動物の体の順応力は侮れません。たとえ元の形から大きく変わってしまっても、その状態で問題なく動けるよう、周囲の筋肉などが最適化されているのです。

悪い姿勢というのも、いかにも腰に負担がかかりそうではありますが、それをいうなら「同じ姿勢を保ち続けること」のほうが腰痛を招きます。

猫背でも反り腰でも、しょっちゅう立ち上がったり姿勢を変えたりと、動きが多い人は腰痛になりづらい。逆に、いくら**姿勢がよくても、ずっと同じ姿勢で座り続けている人は腰痛になりやすい**のです。

姿勢をよくすることで、腰痛が軽減されるわけではないという医学研究もあるほどです。

当社でも、利用者の方が見た目の印象を上げたいという場合は、いい姿勢のコツを示しますが、腰痛対策法としてはお伝えしていません。むしろ**「姿勢が悪いから、腰痛が治らないんだ」という思い込みを外すことに注力している**ほどです。

さらに、ヘルニアで腰痛になることは稀というのは、前にもお話ししたとおりです。ヘルニアの多くは椎間板から髄核が飛び出ている症状です。神経が圧迫されて手足にしびれが出ることはあっても、飛び出た髄核によって腰に痛みが生じるケースは限定的です。

また、加齢との関連から、筋肉の減少も腰痛の一因として考えられる方も多いようです。**「年を重ねると、腰を支えている筋肉が減ったり、骨が歪んだりして腰痛が起こるのは仕方ない」と思い込んで、多くの方が勝手に腰痛の原因をつくりだしている**というわけです。

中高年の人が、「ああ、もうトシだから仕方ないな……」と腰痛を受動的に受け止めたり、「自分ではどうにもできないな……」と諦めてしまうと、慢性化しやすくなります（このような痛みや痛みに関わる体験に対するネガティブな思考は、「破局的思考」といいます。68ページ参照）。

加齢によって筋肉が減少しやすいのも事実ですし、高齢の方で慢性腰痛を訴える方が多いというのも事実ではあります。しかし、**「加齢によって筋肉が減少するから腰痛になる」ということとの関連性は認められていません。**感覚的には、それよりも、「加齢とともに医療職や医業類似サービスに触れる機会が多くなり、間違った情報に触れたり専門家によって言っていることが違うという経験を繰り返すことでネガティブな考え方が強くなり、腰痛が慢性化してしまう」方のほうが多いような印象です。

腰痛に関するネット情報のうち、信頼性のあるものは、なんとたったの6%とする研究報告もあります。つまり9割以上は迷信といってもいいくらいなのです。

ただでさえ巷《ちまた》の情報は、玉石混淆《こんこう》です。こと腰痛に関しては、インターネット上の健康情報の9割以上が信用できないうえに、間違った情報が腰痛の改善を遠ざけることも、珍しくありません。

向き合うべきは発信源不明の情報ではなく、自分自身の体。そう考えて、周りで言われていることはあまり気にせず、腰痛のマネジメントに取り組んでいってください。

腰痛の新常識

7

多くの腰痛は実は、「腰が悪くなった」わけではない!?

さて、それではどんなことが、腰痛の原因なのでしょうか?

実は長い間、この質問にははっきりと答えることには困難が伴いました。なぜなら、腰痛は複数の原因が重なっていることが多く、その特定が難しい——**約80%の腰痛の原因が「わからない（原因が特定できない）」といわれてきた**からです。

みなさんのなかにも、腰痛で整形外科にかかっても原因が特定されず、強い痛みに対して、湿布薬と鎮痛剤を処方されただけ、という経験をされてきた人は多いと思います。

医療専門の口コミサイトなどでも、「適当な診断をされた」「がっかりした」といった書き込みを目にすることがあります。おそらく、病院なら原因が見つかると思っていたのにその期待がかなわなかったり、納得のいく説明を受けられなかったりして憤りを感じたのだと思います。

このように、専門家の間でも、「腰痛の診断・治療は難しい」というのが、長らくの常識でした。

でも、そんな常識も近年では変わりつつあります。

２０１６年に山口大学整形外科でまとめられた研究論文（Yamaguchi Low Back Pain Study）では、**丁寧な診察と画像検査等によって、腰痛の78％が原因特定できる**とされました。

この研究では、３２０人の被験者の診断結果が61ページの表のようにまとめられています。この表の①と②をもって、78％の原因が特定できたというわけです。

「腰痛の８割は原因不明」が「過去の事実」になったワケ

それにしても、なぜ、今までは約80％は「わからない」だったものが、急に、約80％は「わかる」と逆転されたのでしょうか。

「80%が特定不能」とされた腰痛原因は、もう「78%は特定可能」に

① 丁寧な診察(問診・理学検査)で確認が必要な腰痛

腰椎椎間関節症(68例)／筋膜症腰痛(56例)／椎間板性腰痛(40例)
=合計164例、全体の51.3%

② 画像で確認可能な特異的腰痛

腰部脊柱管狭窄症(35例)／仙腸関節症(18例)／腰椎椎間板ヘルニア(22例)／腰椎圧迫骨折(10例)／感染(1例)／腫瘍・内部疾患(0例)
=合計86例、全体の26.8%

③ 原因が特定できない非特異的腰痛

心理・社会的要因(うつなど)(1例)／その他(69例)
=合計70例、全体の21.9%

その理由には、大きく2つの点が挙げられます。

1点目は、長らく腰痛の原因特定の根拠として用いられてきた海外の調査では、診療したのが「かかりつけ医」（総合診療医・家庭医）であり、痛みの専門医や整形外科医ではありませんでした。

そして、もう1点は、「痛みに対する診察の仕方」です。従来の海外の調査では、レントゲン検査がメインにならざるを得ず、「画像を見てわかるかどうか」で腰痛の原因を特定しようとしていました。61ページの実験結果を見てもわかるように、画像を見てわかる腰痛は、全体の26・8％にすぎません。これに類似した結果をもとに、これまでは「腰痛の8割は原因不明」としていたわけです。それでは不十分ということもあり、**腰痛を専門とする整形外科医による丁寧な診察・時間をかけた問診などを行なったことで、8割近くの腰痛の原因が特定されました。**

ただし、新しい研究報告がなされたからといって、それですぐに、全国津々浦々の医療現場が変わるわけではありません。これまで、画像検査を中心とした診断を行なってきた背景を踏まえると、今後新たに丁寧な診察を行なえる環境（十分な医療スタッフや問診時間の確保等）が整うまでには、もう少し時間がかかるかもしれません。

その面から見てもやはり、**「自分の腰痛に危険信号がない場合は、自分でマネジメントしていこう」という意識が不可欠**といえそうです。なぜなら、もしレントゲン検査を受けて腰痛の原因が特定されなかったとしても、それは②の「画像で確認可能な特異的腰痛」ではないだろうことが明らかになっただけだからです。「レントゲンでも原因がわからないなんて」「もう治らないんだ」「医師でもわからない難しい症状なんだ」などとネガティブに捉える必要はないのです。

ならば一度、「自分で痛みをマネジメントする」という方法を試してみませんか。

まず大切なのは、正しい知識を得ること。

自分の腰痛がどこからくるのか――「筋肉や関節などの身体的な要因」が強いのか、「心理・社会的な要因（考え方や痛みに対する捉え方）」の関与が強いのか……。知識を得ることで、自身の腰痛がより、具体的に見えてくるでしょう。

自分の腰痛を自分でマネジメントするには、何が必要なのか――これもまた、知識を得ていくなかでわかってくることです。

次のパートでは軽い運動やストレッチも取り上げますが、「ただ、この運動をすれば治る」というようなお話をするつもりはありません。自分の腰痛の傾向を知ったうえで、正しい行ない方で取り入れること、体を動かす際には正しく意識を向けることによって、軽減の度合いや再発予防の可能性に差が出ます。

あるいは、心理的な事柄が関係する腰痛の場合には、痛みに対する考え方を正していったり、正しい健康情報を学ぶことで、あなたの腰痛をめぐる状況は変わっていくでしょう。**同じように実践したとしても、その裏付けとなる知識の有無で、効果は大きく変わる**はずです。

腰痛の新常識

8

無自覚のストレスからも腰痛は引き起こされる

ところで、先ほどの研究報告を見て、③の「原因が特定できない非特異的腰痛」のなかに「心理・社会的要因（うつなど）」があることに驚いた人も多いかもしれません。

これには、職場のストレスだけでなく、最近なら新型コロナウイルス流行に伴うもの、あるいは家庭でのストレス増加なども関連すると考えられます。

実は、**精神的なストレスの強い状態や不安な状態が長く続くと、痛みの感じ方をコントロールする脳内神経伝達物質や、痛みの制御システムに異常が起こりやすくなる**ことがわかっています。

日常生活においては、精神的なストレスと肉体的な痛みは、なかなか結びつけて考えないと思います。しかしたとえば、仕事や人間関係のストレスが腰痛を生んでいる可能性もあるのです。ストレスや不安が原因の痛みは、当然、レントゲンなどの画像に写ることはありません。このような場合、病院、特に整形外科へ行っても、その効果は限定的にならざるを得ないでしょう。

勘違いのないようにお伝えしておきますが、私が言いたいのは、「腰痛では病院に行く必要がない」ということではありません。なかには直《ただ》ちに治療が必要な腰痛もあります。46ページで紹介した、危険信号を伴う腰痛です。

ケガ以外でも、たとえば、腰痛の原因の1つには尿管結石や腎臓の疾患があります。内科的な要因による腰痛は多岐にわたるため、整形外科にかかった際に内科的疾患が疑われ、他科に行くことを勧められる場合もあるでしょう。

ただ、そうはいってもやはり、**多くの腰痛は自分でマネジメントできる**ものなのです。そのためにまず重要なのは、腰痛に関する正確な知識を身につけることで、腰痛に対して今まで抱いてきたイメージや先入観をリセットすることです。

繰り返しになりますが、たいていの腰痛は発症から数日～数カ月で自然治癒します。

にもかかわらず**慢性化してしまうことには、身体面の事情だけではなく、心理面の事情が絡んでいる**ことがあります。ひと言でいえば、**「腰痛を慢性化させるような心のあり方・考え方や正しい知識の少なさに伴う不安感」が、慢性化の最大の原因**なのです。

たとえば、職場のストレスが強い人ほど、あるいは学歴が低い人ほど腰痛が慢性化しやすいというデータがあります。

身体面の不具合は取り除かれたとしても、「職場にいるのがつらい」といった精神ストレスや、学歴が低い人が陥りがちな健康リテラシーの低さが、痛みを長引かせる場合があるということです。

これに加えて「腰痛が起こったときの痛みに対する捉え方」が、慢性化の要因になる可能性もあります。

ある研究では、腰痛で仕事を休んだ人のうち、症状回復に対するマイナス思考がある人では、腰痛が慢性化し、12週間以上、職場復帰できなくなる確率が約2倍になるというデータが示されています。

マイナス思考やストレスで腰痛が慢性化するメカニズム

では、痛みに対するマイナス思考やストレスは、いかに腰痛の慢性化を招いてしまうのでしょうか。

69ページの図をご覧ください。**出発点は同じ「損傷→痛みの体験」でも、それをどう捉えるかによって、その後の流れが大きく変わります。**

痛みが起こったときに、巷に溢れる誤情報に惑わされず、正確な知識をもって受け止められる人は、「なんとかなるさ」「すぐによくなる」と考えられます。そして前向きに痛みと対峙し、適切な対処もできるため、スムーズに回復に向かうことができます。

一方、**「破局的思考」**に陥ると、痛みの悪循環が起こってしまいます。

破局的思考とは、痛みに対する体験を否定的に考えてしまう考え方の特徴で、**「この痛みは自分ではどうしようもできない」「持病だから、もう治らない」**といったマ

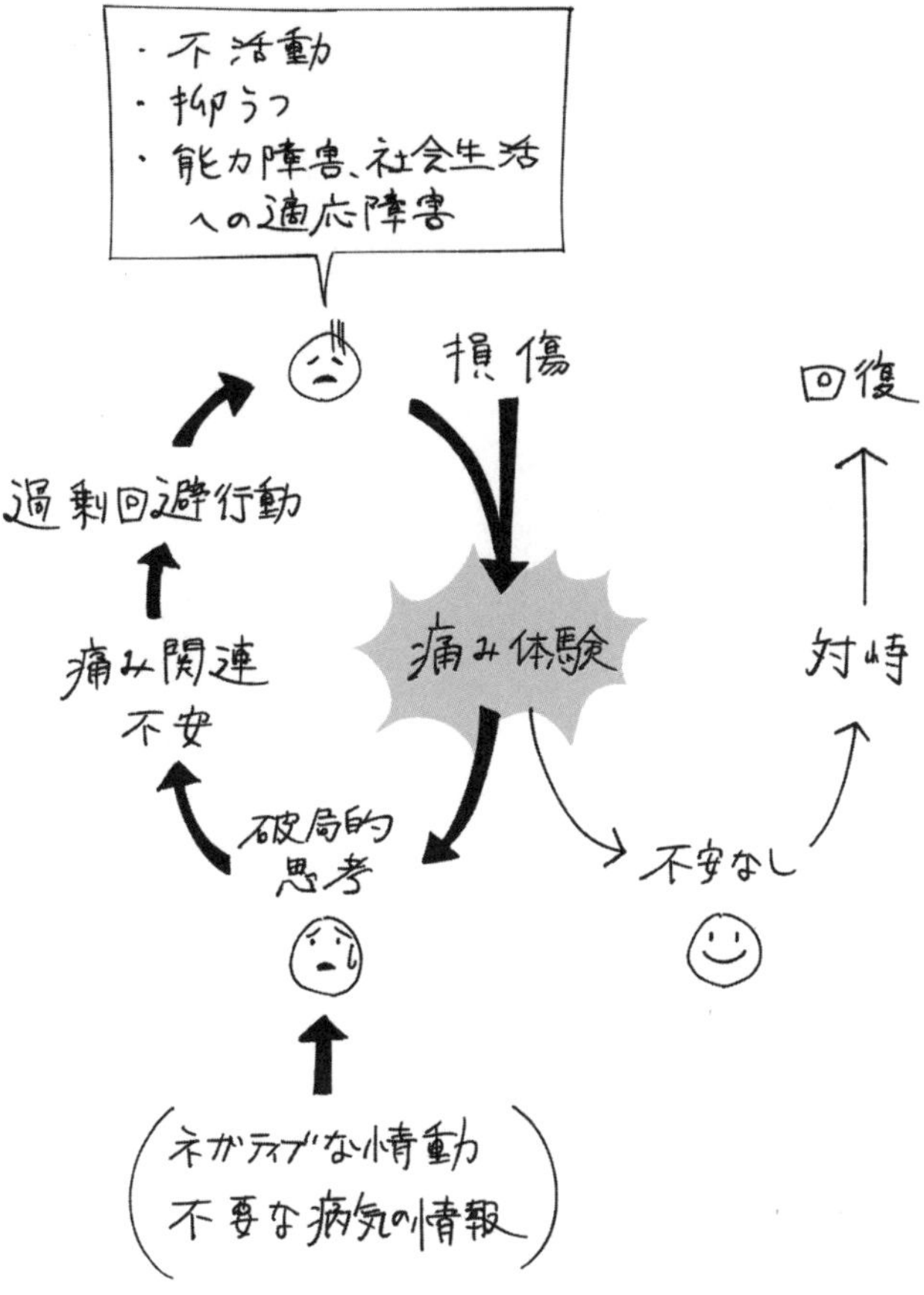

ネガティブな思考が、腰痛に大きく影響している

イナス思考のことをいいます。

インターネットなどで不安を煽る情報を得てしまう場合もあれば、たとえば画像検査で「この骨がちょっと出っ張っているせいで痛いのかも」などと言われて、「元から骨に異常があるから、もう治らないんだ」と思い込んでしまう場合もあります。

でも、そうやってネガティブに考えるのは早計です。腰痛の原因は多岐にわたりますし、今までにもお伝えしているように、たいていの場合は、自分でマネジメントできる要素ばかりです。

さらにいえば、そもそも、**たとえ骨に異常が認められたとしても、実は、それが「痛み」そのものの原因とは言い切れません。**骨の異常とはまったく別の要因が、痛みを生んでいる可能性もあります。

それなのに、正しい知識もなく、マイナス感情やマイナスの情報によって破局的思考に陥ると、「もう以前のようには暮らせない」「もっと悪化するかもしれない」「この痛みによって将来、深刻なことが起こるのではないか」といった強い不安が生じます。

強い不安が生じれば、過度に日々の活動を自制するようにもなるでしょう。**「できないこと」を自ら増やしてしまう**ということです。

必然的に、行動の範囲が狭くなって活動量が下がります。家に引きこもりがちだと鬱々とした気分にも陥りやすくなりますし、思考や発想が狭くなって能力の低下も招くでしょう。活動量が低下すると、自然と人間関係の幅も狭くなり、コミュニケーション能力などの低下にもつながります。

こうして、不活動、抑うつ、能力障害、社会生活への適応障害が生じることが回復を妨げ、さらに破局的思考、不安、過剰回避行動……という**悪循環**につながってしまうのです。

9 「だいたい、この辺りが痛い」という腰痛は「慢性化」予備群

腰痛を慢性化させてしまいやすい人には、ある特徴があります。

「どこが痛いか」と問われると、**「このへんが全体的に痛い」などと手のひらをあてて曖昧な範囲を返したり、聞かれるたびに「このへんが痛い」と示す場所が変わったりする**傾向があるのです。

肉体的な不具合だけが原因で痛みがある場合の多くは、痛い場所を聞かれると「ここ」とピンポイントで指差すことができます。また、聞かれるタイミングによって痛い場所が変わることもありません（ただし、内科的疾患から生じる痛みは除きます）。

一方で多くの方は、痛い場所を聞かれたときに、

「このへんが全体的に痛い」

と広い範囲を手のひらをあてて示したり、「昨日まではここが痛かったけど、今はここが痛い」と痛みの場所が変わったり、痛みのある場所が複数あったりします。このように、痛い場所が特定できない・痛みの場所が一定でないというのは、精神的な要因が少なからず関係している可能性があります。**脳の疼痛抑制の働きが弱っていて、「肉体的な問題は小さいのに痛い」という痛みを感じやすい状態になってしまっている**可能性があるのです。

この、**「肉体的な問題は小さいのに痛い」という状態こそ、痛みの慢性化につながりやすい状態**です。痛みの原因に精神的な要素（痛みに対するネガティブな考え方・捉え方やストレス）が絡んでいると、腰痛は慢性化しやすくなるのです。

そのため専門家の間では、患者が「ここが痛い」と指差せるかどうか（「ワンフィンガーサイン」があるかないか）、特定の姿勢で再現性のある痛みが誘発されるか（必ず同じ姿勢をすると同じ場所が痛いかどうか）を、痛みの主原因を見極めるための判断基準の1つとしているケースがあります。

「ここが痛い」と指し示される場合にまず疑うのは、肉体的な原因による痛みです。一方で、「ここが痛い」という部位がはっきりしない場合ほど、慢性化に注意した精神的な評価・ケアが求められることが多いというわけです。

したがって、ワンフィンガーサインの有無や特定の姿勢・動作での痛みの再現性は、要するに慢性化の可能性が高いのか、それによって、先ほど挙げたような「破局的思考→活動量の低下、うつ症状などの人生の質の低下」という悪循環に陥る可能性があるのかを判断する目安でもあるというわけです。

もし、あなたが今、慢性的な腰痛に悩まされているとすれば、その改善のカギは「痛みに対する否定的な考え方や捉え方」にある可能性があります。まず正しい知識を得て、「自分でマネジメントできるんだ」という発想にスイッチし、自分に合った対処によって実際に腰痛をマネジメントしていくことで、今よりも、確実に人生の質を上げていけるでしょう。

腰痛の新常識

10

湿布、コルセット、レントゲンは治療の主役ではない

日本では、整形外科に行くと、まずはじめにレントゲン検査を受けることが多いと思います。

レントゲンには、「骨折や変形等の深刻な骨の異常である可能性を除外する」、つまり数ある腰痛の可能性のうちの1つを除外するという意味では、一応のメリットがあるといえます。

反面、レントゲンには被曝《ひばく》のリスクもあり、欧米では無用な被曝は避けようという動きも見られます。

レントゲンでわかるのは、基本的に「骨や関節の異常」だけです。それ以外の異常から来る腰痛は、レントゲンを撮ったところで原因がわからないため、有効な治療にはつながらない場合が少なくありません。そのため、新しい『腰痛診療ガイドライン

2019』では、「必ずしも行なう必要はない」とされているのです。

とはいえ医療者の側には、仮にレントゲン検査を行なって、腰痛の原因がわからなかったとしても「特に異常はありませんね」の一言で終えるのではなく、「骨や関節の異常ではないから、ひとまず安心ですね」といった、もう一歩丁寧な説明をする必要があります。

患者側であるみなさんとしては、医師がこうした説明をしてくれなくても、**「レントゲンは必ずしも必要ない」「レントゲンで異常が認められないのは、『わからないから不安』ではなく、『ひとまず安心』ということ」**と心得ておくといいでしょう。

それだけでも、だいぶ、痛みそのものと向き合う心持ちは変わるはずです。

また、日本の整形外科では、**コルセットや湿布薬**もよく用いられます。

すでにお話ししたことですが、急性腰痛（ぎっくり腰など）が起こったときに、痛みがあっても日常生活を送れるよう、体の機能サポートのために3日間ほどコルセットを使用するぶんにはよいかもしれません。

でも長期にわたって使うと、徐々に「コルセットがないと不安」という一種の依存状態になりかねません。その不安から使い続けるうちに本当にコルセットを手放せなくなり、その依存的な考えによって、かえって痛みが慢性化してしまう可能性もあります。

湿布薬もコルセットと同様、依存状態になるリスクがあるという点で、使いすぎは禁物です。

「湿布を貼らないと痛みが出る」「湿布を貼らないと外出できない」という不安に陥り、**本当は痛みが軽減しているのにまだ痛い気がしてしまう。**まさに心理的要因によって、腰痛が慢性化する恐れがあるのです。

湿布はひんやり、スーッとして、痛みがひく感じがするのはわかります。でも、それはリフレッシュ効果程度と捉えて、湿布を手放せない状態にならないように気をつけてください。

腰痛の新常識

11

リラクゼーションサロンや整体に行く前に絶対に知っておくべきこと

腰痛や肩こりで悩む方の中には、リラクゼーションサロンや整体を検討する方もいるでしょう。選ぶ基準や目的は人によって様々かと思いますので、ここでは具体的な議論は避けますが、日本の『腰痛診療ガイドライン　2019』では、病院以外の代替医療として、徒手療法（整体や接骨）、鍼治療、ヨガ、マッサージを検証し、いずれも「有用というエビデンスなし」と結論づけています。

この「エビデンスなし」に関して、気をつけていただきたいのは、「エビデンスがない」ことと「効果がない」ことは、意味がまったく違うということです。「エビデンスがない」とは、「エビデンスありとするための検証が十分になされていないもの」という解釈ですので、今後の医学研究の発展に期待です。

他方、「コクランレビュー（世界的に信頼の厚い国際団体・コクランが提供している医学論文のレビュー）では、鍼治療やヨガについて「効果がないとはいえない」としています。

ただし、**次に紹介する2つのパターンに該当する場合は、通っている整体院やリラクゼーションサロンを見直すことをお勧め**します。

1つめは、**「数カ月、整体院やリラクゼーションサロンに通っても痛みが軽減しない」場合**です。

これまで紹介してきたように、多くの腰痛は、自然治癒に任せていても、数カ月で改善していくはずです。それなのに、長期間にわたって通っているのに「もうそんなに痛くないから、通わなくていい」となっていないのなら、その施術はあなたの痛みの「本質的な原因」に対して、効果的なアプローチができていないのかもしれません。

もう1つは、**「施術の直後だけ楽になる（2〜3日後にはもとに戻る）」場合**です。

当社が提供しているポケットセラピストの利用者にも、「整体院に1年通っている」「月に一度はリラクゼーションサロンの施術を受ける」という人は少なくありません。

そこで私が、

「今も通い続けているということは、よくなっていないんですよね」

と言うと、たいていは「たしかに」とうなずきつつも、

「でも、行った直後は楽になるんですよね……」

という答えが返ってきます。

リフレッシュ目的と割り切って通っているのであればよいですが、そうではなく「自分の腰痛は根治できないから、痛みが出たら施術を受ける」と、一種のルーティンのようになっている場合には、一度、ご自身の意識を「腰痛を自分でコントロールしてみよう」と切り替えることをお勧めします。

新型コロナウイルスの流行で、人と人との関わり方の変更が強いられています。整体やリラクゼーションサロンによる感染のリスクはいまだ明らかにはなっていませんが、**どこかに行ったり、誰かに接触してもらうタイプの体のメンテナンスを見直すべきタイミングが訪れているのではないか**、と感じます。

自宅でできるセルフメンテナンスで、自分の腰痛をマネジメントしていただきたいと思います。

腰痛の新常識 12

会社員が「健康上の理由」で欠勤する理由の1位は腰痛、だから……

日本では、実に多くの方々が腰痛という悩みを抱えています。

厚生労働省が行なった「国民生活基礎調査（平成28年度）」によると、男性では「肩こり」を大きく上回って**「腰痛」が1位**であり、女性では**1位の「肩こり」と2位の「腰痛」がほぼ同列**という結果が出ています。

また、**40歳以上で自覚症状として「腰痛」を訴えている人は、約2800万人**にものぼるという調査結果もあります。約2800万人が腰痛を訴えているということは、**国民の約4人に1人**です。

もはや**「国民病」**といってもいいくらいの有訴率ですが、その反面、先ほどの国民生活基礎調査で「病院に通って対処している症状」となると、腰痛はぐんとランキングを落とします。男性では高血圧症、糖尿病、歯の病気、目の病気に次ぐ5位、女性では高血圧症、目の病気、歯の病気に次ぐ4位となり、**痛みを感じている人の半分以上が、病院に通っていない**ということが明らかになっているのです。

つまり、「腰痛」に関しては、痛みという明確な自覚症状があるのに、病院には行っていない。こうした調査結果からも、「腰痛は治せない」「我慢するしかない」と諦めてしまっている人が多いことがうかがわれます。

なかには「病院では解決してくれない」と、整体院やリラクゼーションサロンに通っている人も多いことでしょう。そこで一時的に楽になっても、痛みが再発したら、また行って……という「痛みとのイタチごっこ」を続けている可能性も高いと考えられます。

しかし、**「病院で解決してくれない」といって、腰痛を諦めることは、人生における大きなリスク**だといえます。それは、前述のように腰痛に伴うプレゼンティーイズムが仕事のパフォーマンスを下げるから、というだけではありません。

ある調査では、**日本人の腰痛の生涯有症率は83%にも上り、「腰痛を理由に会社を**

休んだことがある」という人は4人に1人だといいます。

さらに、この数字を裏付けるかのように、1年のうち「健康上の理由」で4日以上休んだ人のうち、腰痛は1位、じつに**68・1%**を占めるという調査報告もあります。

つまり、腰痛を放置することは、人生の大きなリスクを放置するということ。日常生活やキャリアに大きな支障となる可能性があるわけです。となれば読者のみなさんはますます、腰痛を放置するわけにはいかないでしょう。

ここまでで、腰痛に伴う悩みを解消していくために本当に必要なこと——正しい知識とマネジメント——については、おわかりいただけたのではないかと思います。そこで、パート2では、コルセットや湿布、鎮痛剤に頼らず、自分で腰痛対策をしていくための、**具体的な「腰痛の自己マネジメント法」**をご紹介していきます。

慢性的な痛みがあると行動範囲が狭まり、精神的にも落ち込みやすいものです。人生の質は、痛みの有無によって大きく左右されるといっても過言ではありません。

ぜひ、これから自分で腰痛をマネジメントする方法を身につけて、趣味に仕事に人付き合いにと、人生をフルに楽しめる体をつくっていきましょう。

PART 2

これが本当の腰痛対策！

セルフマネジメントの極意とは？

by 福谷直人

実践！　仕事のパフォーマンスを上げる腰痛マネジメント

痛みがあるためにどんなことを諦めているのか、何をきっかけとして痛みが起こったのか、痛みの軽減のために、何をしたらいいか。

こうした観点から腰痛対策をサポートすることで、少しでも利用者の方の人生の質の向上に役立つことができたら——そんな思いで、私はこれまで臨床やポケットセラピストの開発・普及に取り組んできました。

忙しいビジネスパーソンは、いよいよ我慢できないくらいの痛みになるまで、「たかが腰痛」のために、「わざわざ時間をつくって」まで病院に行かない、行けないという傾向があります。

かつて理学療法士として整形外科に勤務していたころにも、私は、そういう人を多く目にしました。

なかには「病院に行く暇がなかったから我慢していた。でも、もう歩けなくなりそうなので、会社を辞めてきました」という方もいました。

きっと、せっかく時間をつくって病院に行ったのに、原因はよくわからず、劇的によくなるわけでもなく……という不満を感じている人も多いのではないでしょうか。

このように、**腰痛患者と医療従事者の間に、なかなか縮まらない距離がある**と感じたことが、私が「ポケットセラピスト」を開発しようと思った一番の動機です。

我慢できないほどの痛みを抱えている人がいるというのに、医療従事者が医療現場で患者を待っているだけでいいのか、というのも疑問でした。

そこでたどり着いたのが、オンラインでサポートするという方法です。

なかなか病院に行く時間がつくれないのなら、病院に行かずとも、日々、腰痛対策に取り組めるサービスをつくればいいのではないか。それも法人向けサービスにして、企業ぐるみで、社員の腰痛対策に関わってもらえたらと考えたのです。

数ある不調のなかでも、腰痛は自己管理できるケースが多いため、オンラインによる遠隔支援でも、きっと様々なアプローチで役に立てるはずだと思いました。

パート1でもお話ししたことですが、企業の損失の最大要因は「社員が出社しているけれども、不調によって生産性が落ちている状態（プレゼンティーイズム）」であり、その状態の原因の多くを「腰痛」が占めています。

企業が社員の腰痛対策に取り組むのは、単なる福利厚生ではなく、**腰痛対策するかどうかが「生産性の向上」と「高ストレス対策」の両面で、ダイレクトに会社の利益に影響している**からでもあるのです。

今や、健康上の課題は個人だけの問題ではなく、企業の経営問題となっており、企業が社員の健康増進に投資するという時代が来ています。これも、法人向けサービスに特化させた理由でした。

ありがたいことに、こうした考えに共感してくださる企業も続々と現われ、日本ユニシス様、コニカミノルタ健康保険組合様、内田洋行健康保険組合様などの大手企業を中心に導入していただいています。

利用者の社員の方々からも**「腰痛が軽減した」「諦めていたことができるようにな**

った」といったポジティブな反応が数多く届いています。

ただし、ポケットセラピストは法人向けアプリなので、個人ユーザーには公開していません。

そこで本パートでは、ポケットセラピストの内容を元に、**誰でも今日から始められる腰痛対策プログラム**を紹介していきます。

パート1で身につけた知識に即して、腰痛を自分でマネジメントしていきましょう。

腰痛改善のために大切なのは、「実践」ですが、そうはいっても、腰痛に合わせて生活すべてをシフトしましょうというつもりはありません。

生活習慣を少し変えるだけでも、痛みが軽減し、できなかったことができるようになるなど、ポジティブな変化が起こることがわかっています。

当社のポケットセラピストでも、およそ3カ月で8割弱の利用者が、その効果を実感していました。具体的にいえば、軽い運動や自分で行なうストレッチの習慣化を日常に取り入れるなどの生活習慣の改善によって、

・**ロードバイク**で琵琶湖を1周できた
・家族と丸1日、**ディズニーランド**で遊ぶことができた
・趣味だった**テニス**を再開し、試合に出られるようになった
・腰痛があるから仕事が嫌なのか、仕事が嫌だから腰痛になったのかという状況が10年間続いていた人が、痛みが軽減したことで**仕事が楽しくなった**

といった声が続々と届いています。

どのケースでも特別なことをしたわけではなく、正しい知識を身につけ、それを実践に移しただけ。日々の心がけで、自分ができるちょっとしたことを取り入れたにすぎません。

それだけで、腰痛が生じてからずっと諦めていたことができるようになり、それによって気持ちまで明るくなるなど、明らかに人生の質が上がったといえる変化が起こっている人が多いのです。

さあ、さっそく「自己腰痛マネジメント」を始めましょう。

実践！

1

あなたの腰痛の「危険信号」を見極める

パート1でご紹介したように、腰痛には、**即刻病院などの医療機関に行ったほうがいいもの**と、**自分でコントロールすべきもの**に分かれます。

まずは**ご自身の腰痛がどちらのタイプなのかを見極めましょう。**自分でコントロールすべき腰痛は、「3つの危険信号（腰痛が初めて生じた年齢が、25歳以下、もしくは55歳以上／時間帯や活動によって変化しない腰痛／急激な体重減少を伴う腰痛）に該当しないもの」です。この「危険信号」にあてはまる方は、主治医（医師）の受診を推奨します。

また、ご自身の腰痛を見たときに不安な場合は、一度病院で診断してもらうのも手でしょう。そこで「具体的な疾患」や「原因」が特定されなければ、そのときこそ、本書で紹介している「腰痛マネジメント」の出番です。

実践！

2

心理・社会的要因を探る

腰痛の原因は肉体的なものから精神的なものまで多岐にわたります。そこでまず、今ある腰痛が、心理的な影響の強い腰痛かどうかを探っておきましょう。

なぜ、まず「心理的な影響」を探るかというと、心理的な影響の強い人が、身体面だけの対策を試みた場合、「よくなった」という実感があったのは5・3％程度にとどまるというデータがあるためです。**どんなに体にいいことをしていても、心がそれを否定していては、効果が限定的になってしまう**のです。

そこでまずは、93ページの5つの質問をチェックして、あなたの腰痛の心理・社会的影響の度合いを把握しましょう。その後は3カ月ごとにこれらの質問を見直し、自分の心理面の変化を観察していくことをお勧めします。

心理的な影響のチェックリスト

① 私のような体の状態の人は、体を動かし活動的であることが、決して安全とは言えない

- そう思わない＝0
- そう思う＝1

② 最近2週間は、心配事が心に浮かぶことが多かった

- そう思わない＝0
- そう思う＝1

③ 私の腰痛はひどく、決してよくならないと感じる

- そう思わない＝0
- そう思う＝1

④ 以前は楽しめたが、最近2週間は楽しめない

- そう思わない＝0
- そう思う＝1

⑤ 全般的に考えて、ここ2週間で腰痛をどの程度、煩わしく感じましたか？

- 全然＝0
- 少し＝0
- 中程度＝0
- とても＝1
- 極めて＝1

判定法

4点以上で心理・社会的要因が関わっている可能性があります。

実践！ 3

7つの質問に答えるだけの「腰痛マネジメントログ」

日々の腰痛対策で重要なのは、**「目標設定」と「ログ付け」**です。

痛みがあるときは、どうしても「この痛みを何とかしたい」というふうに、痛みそのものをターゲットにしがちです。でも、痛みに焦点を当てれば当てるほど、「治らないのではないか」というマイナス思考にはまりやすく、回復が遠のいてしまいます。

本当に目指したいのは、痛み自体を消すことではなく、**痛みがあるために諦めてきた何かが、ふたたびできるようになること**、つまり**人生の質の向上**です。

だから「〜できるようになりたい」という目標設定が重要というわけですが、できる限り「痛みがなくなったら〜したい」とは考えないようにしてください。これも、ある意味、「痛み」をターゲットにしているということだからです。

そもそも痛みとは、完全に消えなかったり、いったん解消しても、ある瞬間にぶり返したりするものです。「痛みがなくなったら～したい」式の考え方では、「まだ痛みがあるから～できない」と、いつまでも「できない」ままになってしまうでしょう。

痛みが完全に消えなくても、あるいはぶり返す可能性があっても、うまく自分でマネジメントしながら、日々の心がけと実践で目標達成していけばいいのです。痛みをあまり敵視せずに、ただフラットな気持ちで、まず「この痛みがあることで、どんなことを諦めているか」と考え、そこから目標設定してみてください。

「ポケットセラピスト」の利用者の方も、

・「この痛みがあることで、週末のゴルフに行けなくなった」
↓目標：週末のゴルフを無理なく楽しめるようになる
・「この痛みがあることで、子どもとサッカーをするのがつらい」
↓目標：無理なく子どもとサッカーできるようになる
・「この痛みがあることで、子どもを抱っこして買い物に行けない」

↓目標：無理なく子どもを抱っこして買い物に行けるようになる

という具合に目標を立てて取り組み、実際に、今まで諦めていたことを、ふたたびできるようになっています。

そして、もう1つの「ログ付け」は、**自分の状態を観察する**ということです。どんなときに痛みが起こったのか、痛みが起こったとき、どんな感情だったか。こうした点を記録していると、**自分自身の痛みの傾向が見えてきます。そして傾向があるところには、必ず有効な対策があります。**ログ付けによって、自分の腰痛のオリジナルの〝トリセツ〟がつくられるようなものなのです。

以上のような目標設定とログ付けを1つにまとめたものが98〜101ページのリストです。1日の終わりに、7つの質問に答えるだけです。ご自身の腰痛の傾向をつかみ、対策を練っていきましょう。

そして、**ある程度の傾向が見えたら、今度はログ付けの頻度を落としていってください。**

というのも、まずは痛みを観察し、傾向を把握することが必要とはいえ、ログ付けは、否応なく「痛みにフォーカスする作業」であり、ずっと続けると、かえって改善が妨げられたり、遅くなったりする可能性があるからです。特に痛みに対するネガティブな思考が強い場合は、その危険が高くなります。

したがって、たとえば2週間ほど毎日ログをつけ、ご自身の腰痛を把握できたら、3日に1度、1週間に1度、2週間に1度……と減らしていく、といった具合に、痛みについて考える時間も一緒に減らしていくといいでしょう。

腰痛マネジメントログをつけよう

① 慢性腰痛のために、諦めていることは何ですか？

② 今日の痛みを「数字」で表すと、どれくらいでしたか？

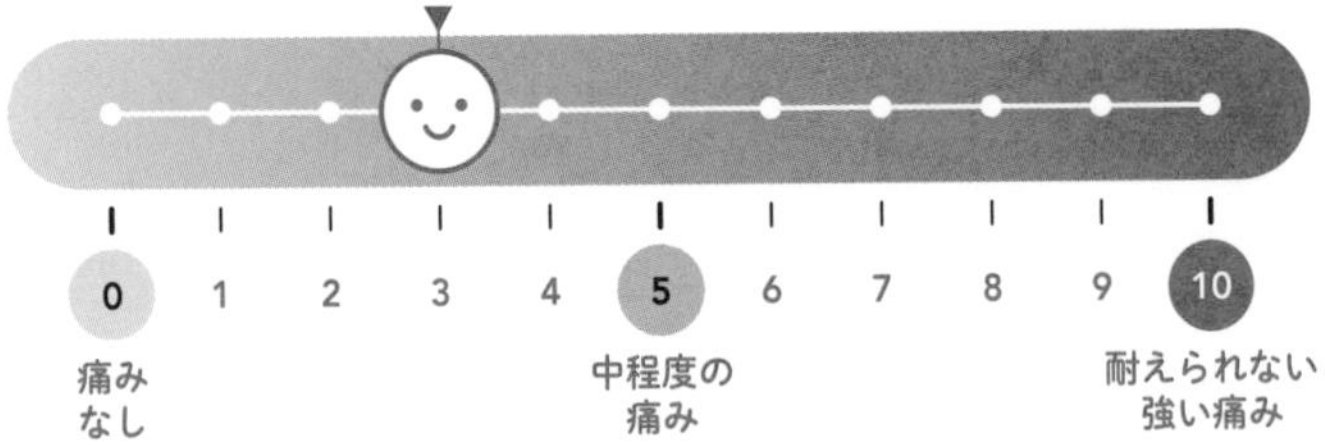

③ 痛みが生じたとき、何をしていましたか？

- 座り仕事
- 立ち仕事
- 肉体労働
- 家事

④ 今の感情は？

- イライラ
- 不安
- 落ち込む
- 楽しい

⑤ 昨日の睡眠の満足度は？

- 睡眠が
足りず不眠
- いくら寝ても
寝足りない
- 寝つきが悪い
- よく
眠れている

⑥ 今日はどんな対策をしましたか？

- ストレッチ
- 筋トレ
- 有酸素運動
- セルフ
マッサージ

⑦ 今日はどんな活動をしましたか？

日常の活動					
調理や食事の準備	しなかった	15分	30分	45分	60分以上
台所での活動	しなかった	15分	30分	45分	60分以上
洗濯物を干す	しなかった	15分	30分	45分	60分以上
家事で複数のことを同時にこなす	しなかった	15分	30分	45分	60分以上
ベッドメイク	しなかった	15分	30分	45分	60分以上
運動・スポーツ					
筋トレ	しなかった	15分	30分	45分	60分以上
自宅でのエクササイズ	しなかった	15分	30分	45分	60分以上
階段の上り下り	しなかった	15分	30分	45分	60分以上
マシントレーニング	しなかった	15分	30分	45分	60分以上
体操	しなかった	15分	30分	45分	60分以上
趣味					
ゴルフ	しなかった	15分	30分	45分	60分以上
ダンス	しなかった	15分	30分	45分	60分以上

ヨガ・ストレッチ	しなかった	15分	30分	45分	60分以上
登山（軽装）	しなかった	15分	30分	45分	60分以上
ボウリング	しなかった	15分	30分	45分	60分以上
歩行・ランニング					
通勤時の歩行	しなかった	15分	30分	45分	60分以上
散歩	しなかった	15分	30分	45分	60分以上
運動を目的としたウォーキング	しなかった	15分	30分	45分	60分以上
旅行で歩いて移動する	しなかった	15分	30分	45分	60分以上
バックパックを背負って歩く	しなかった	15分	30分	45分	60分以上
職場・仕事での活動					
デスクワーク／電話	しなかった	15分	30分	45分	60分以上
ミーティング	しなかった	15分	30分	45分	60分以上
会食（着座／立食）	しなかった	15分	30分	45分	60分以上
書類整理／説明員／販売員など	しなかった	15分	30分	45分	60分以上
オフィス内移動	しなかった	15分	30分	45分	60分以上

実践！

4

生活習慣を無理なく見直す

腰痛ケアの基本は「早歩き（有酸素運動）」

腰痛を自分でマネジメントしていくための日常習慣として、まずお勧めしたいのは、**「早歩き（有酸素運動）」**です。

早歩き（有酸素運動）をすると、幸せホルモンと呼ばれるセロトニンやドーパミンなど、痛みの閾値《いきち》（痛みを感じるレベル）をコントロールする脳内伝達物質の分泌が適正化することがわかっています。ごく単純化すると、**早歩き（有酸素運動）には、痛みを感じにくくなるという効果が期待できる**わけです。

当社でも、ある企業の4000人の従業員を対象に調査したところ、**1日の歩数が上がれば上がるほど痛みが軽減する**という結果が出ています。それと一緒に、うつなどの精神症状の軽減も多く見られました。

同じ有酸素運動でも、ランニングやジョギングは、循環器系を強くするというメリットはあるものの、痛みの抑制効果としては疑問視されています。腰痛対策には、やはり「早歩き」が一番適しているといっていいでしょう。

厚生労働省の推奨は「1日1万歩」ですが、今まであまり歩く習慣がなかった人だと難しいかもしれません。そのような方は、一気に増やすのではなく、**先月の平均歩数より＋5％**を目安に増やしていくとよいでしょう。たとえば、1月の1日の平均歩数が5000歩だったならば、2月は1日5250歩を目指すという方針です。2月に1日平均5250歩を歩けたならば、3月は1日5500歩程度を目指します。

大股で、少しハアハアいうくらいのペースで歩くことを心がけてください。

リズム運動や楽しみとセットになるとセロトニンの分泌がさらに高まるため、歩行テンポに合った音楽や自分の好きな音楽を聴きながら歩くのもお勧めです。

また、**楽しんで続けられる工夫**もぜひ取り入れてみてください。特に、もともと運動習慣がない人や、体を動かすことが苦手な人には効果的です。

たとえば、お気に入りのコースを見つける、あるいは逆に毎回コースを変えて新しい発見を求める、犬を飼っている人は今までよりも長めに愛犬との散歩を楽しむ、など。こんなふうに**「好きなことを楽しんでいて、気づいたら腰痛が軽減していた」**というストーリーが理想的です。

もしかしたら、「腰が痛いから歩けない」「いきなり歩くと、腰に加えて膝まで痛くなりそう」などと不安を感じている人もいるかもしれません。

現に、男女６００人を対象に行なわれた、あのアンケート調査によると、健康増進のために運動を行なって痛みを感じたことがある人の割合は48％、そのうち「運動をやめる、頻度を減らす」と回答した人は38％でした。

もちろん、腰に大きな負担がかかるような運動は控えたほうがいいでしょうが、今までお話ししてきたように、早歩き（有酸素運動）ならば、むしろ体は痛みを感じにくくなっていきます。「痛みがあるから歩けない」ではなく、**「痛みがあるからこそ、できるだけ歩こう」と発想を切り替える**ことが、腰痛対策の第一歩となるのです。

インナーマッスルを鍛えるエクササイズとストレッチ

筋肉減少や筋力低下が腰痛の一大要因というのは、世間で根強い説のようですが、専門家の間では、それだけでは説明がつかない場合が多いとされています。

腰痛をケアするには、「筋肉・筋力」のアップ（瞬発的に強いパワーを出せるようにすること）ではなく、「筋持久力」のアップ（小さいけれど持続的に姿勢を維持するような力を出せるようにすること）のほうが重要です。

アウターマッスル、インナーマッスル（コアマッスル）という言葉を聞いたことがある人も多いでしょう。アウターマッスルは体の外側についている筋肉、インナーマッスルはアウターマッスルの内側にある筋肉ですが、腰痛マネジメントのために重要なのは、インナーマッスルです。

また、筋肉が硬くなり血流が滞ることや関節が柔軟性を失ってしまうことも腰痛の要因になり得ます。したがって、**血流を上げるストレッチを日常習慣に取り入れ、適切に体を伸ばすことで筋肉を柔らかくする**ことも、腰痛のマネジメントに効果的です。このようなストレッチによって、関節の可動性も確保され、腰の関節への負担も減らすことができるでしょう。

そこで、ここでは、インナーマッスルを鍛えるエクササイズと、体を気持ちよく伸ばせるストレッチも紹介しておきましょう。

それには、まず**自分の腰痛タイプを見極める**必要があります。

あなたの腰痛は、「前かがみになると痛みが出るタイプ」でしょうか、それとも「腰を反らせると痛みが出るタイプ」でしょうか。

精神的な要因が絡んでいる場合は別なのですが、筋肉など特定の組織のみに原因がある場合は、「この動きをすると、必ずここが痛くなる」という痛みの再現性があります。その簡単な目安となるのが、次の方法です。

腰痛のタイプを見極めたら、ご自身のタイプに合うエクササイズとストレッチに挑戦してみてください。

腰痛タイプの判定法

※無理せず実践してください。

① 現時点での腰痛の程度を確かめる

② 前屈を10回繰り返す

③ 後屈を10回繰り返す

判定法

②のときに痛みが増した場合は「前屈悪化型」です。
考えられるおもな原因は、腰椎椎間板ヘルニア、
変形性腰椎症、椎間板症です。

108~109ページへ。

③のときに痛みが増した場合は「後屈悪化型」。
考えられるおもな原因は、脊柱管狭窄症、
椎間関節症です。

110~111ページへ。

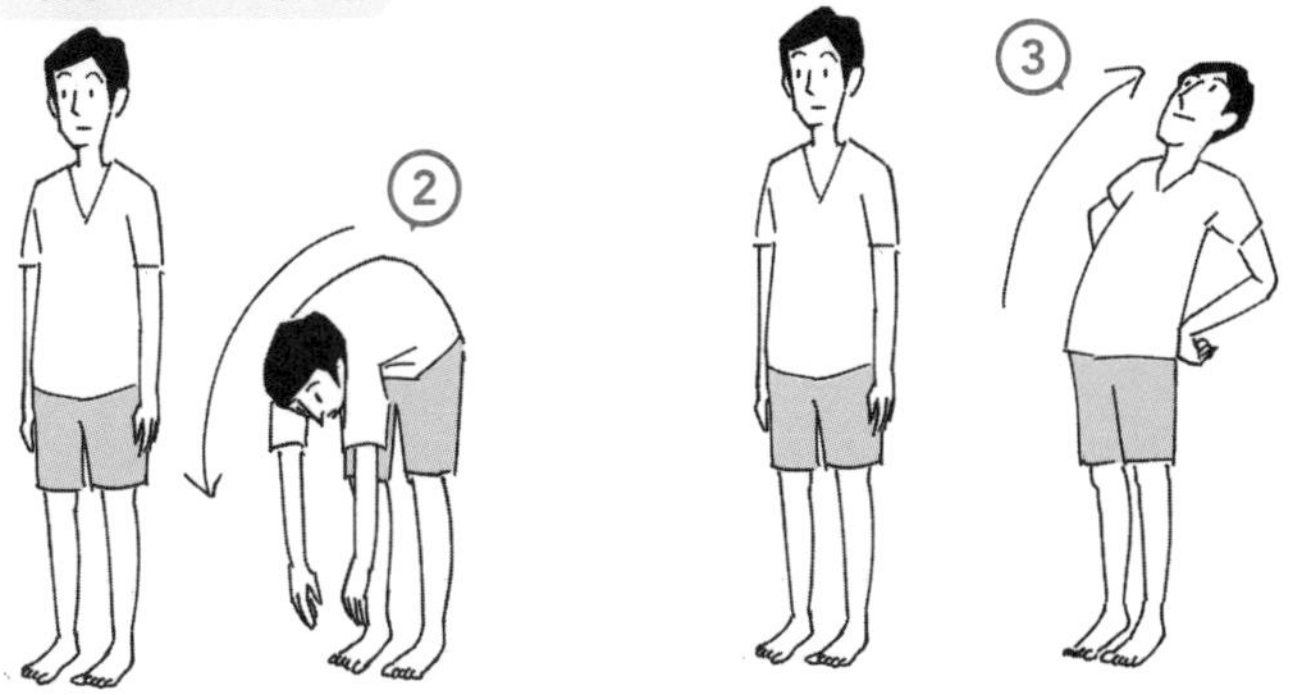

② 前屈悪化型のエクササイズとストレッチ

体幹エクササイズ

橋のポーズ

仰向けになり両膝を立てて、
足を腰幅に開いた状態から、
ゆっくりとお尻を上げ、
その姿勢を保持する。

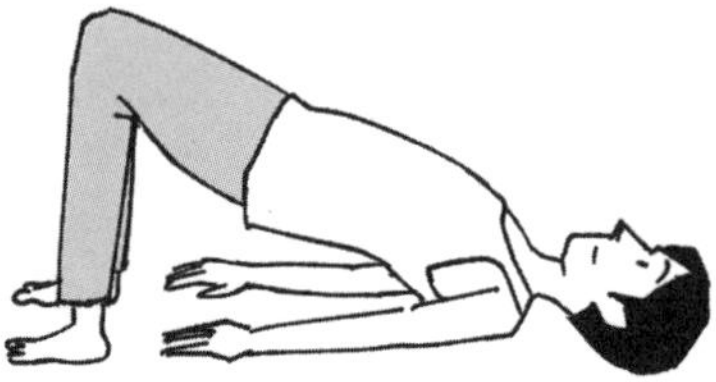

立位後屈のポーズ

足を肩幅に開いて立ち、
手を腰に当てる。
弧を描くようにして、
上半身を後方に
ゆっくりと反らせる。

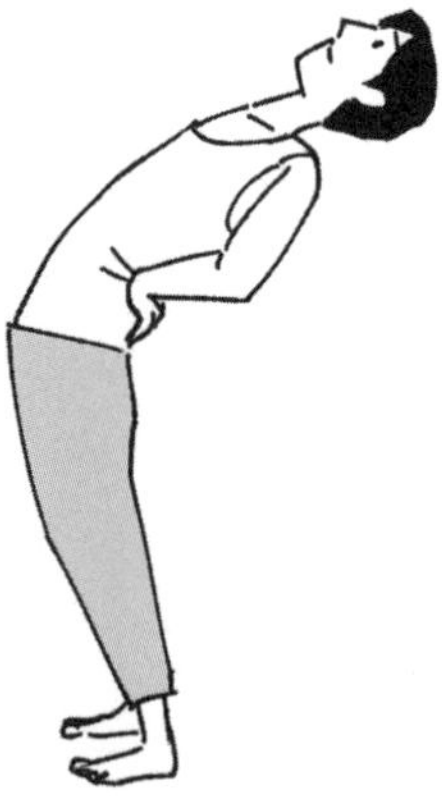

※足にしびれや痛みを感じた場合は中止しましょう。

ストレッチ

座位ねじりのポーズ

あぐらをかいて座り、
左足を右の太ももの外側に立てる。
上半身を左側にひねる。
反対も同様に。

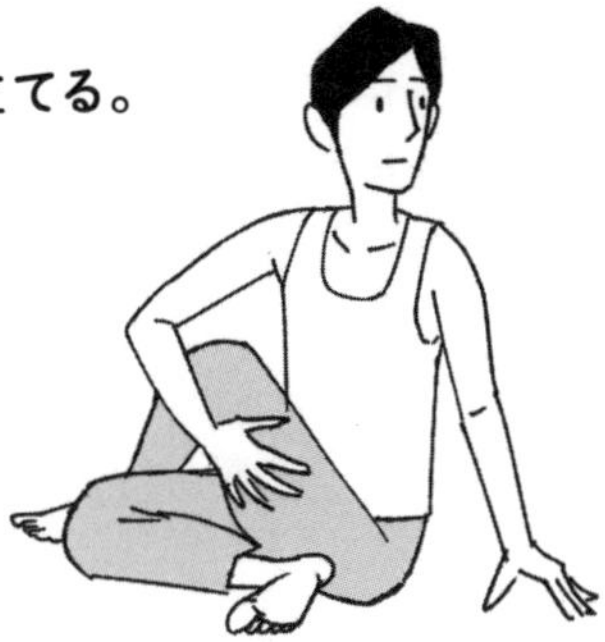

頭を膝に近づけるポーズ

両足を伸ばして座り、左足をまげて足の裏を
右の太ももの内側につける。
上体を少し前方に倒し、
右の太ももの裏側の伸びを感じる。
左右を入れ替えて同様に。

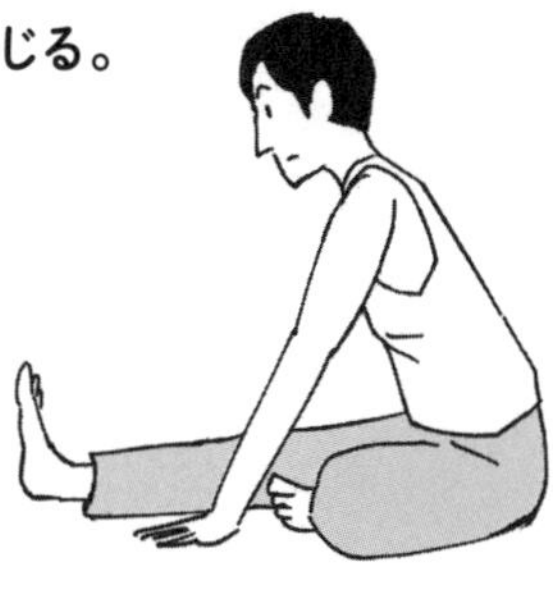

③ 後屈悪化型の
エクササイズとストレッチ

体幹エクササイズ

板のポーズ

腕立て伏せの姿勢から、
片手を床から離し、腰の位置に回す。
お尻が出っ張ったりしないように姿勢を保持する。

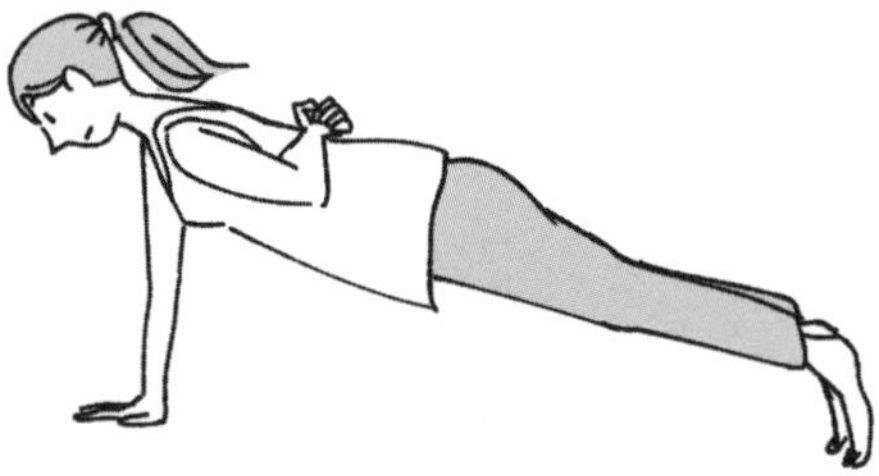

ドローイン

仰向けで膝を立てて寝転がる。
鼻から息を吸ってお腹を膨らませる。

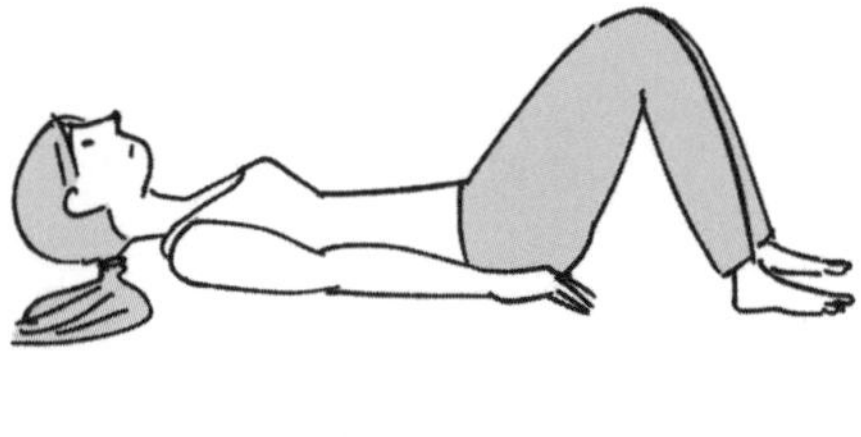

三日月のポーズ

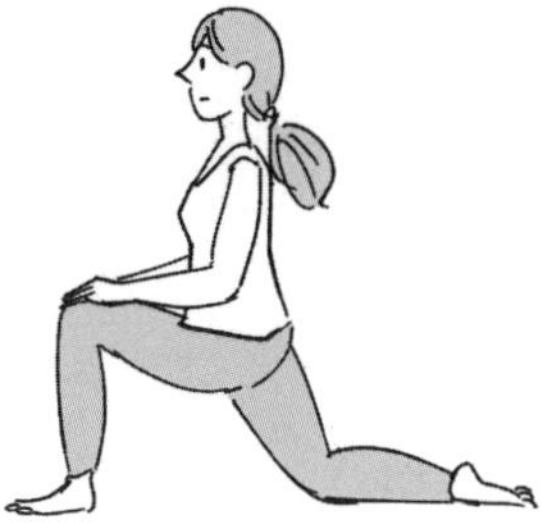

前の足の膝を直角にしたまま
上半身を起こし、腰をおとす。
両手を膝の上に置き、
後ろ側で股関節の
前方をストレッチする。
前後の足を入れ替えて同様に。

踊り子のポーズ

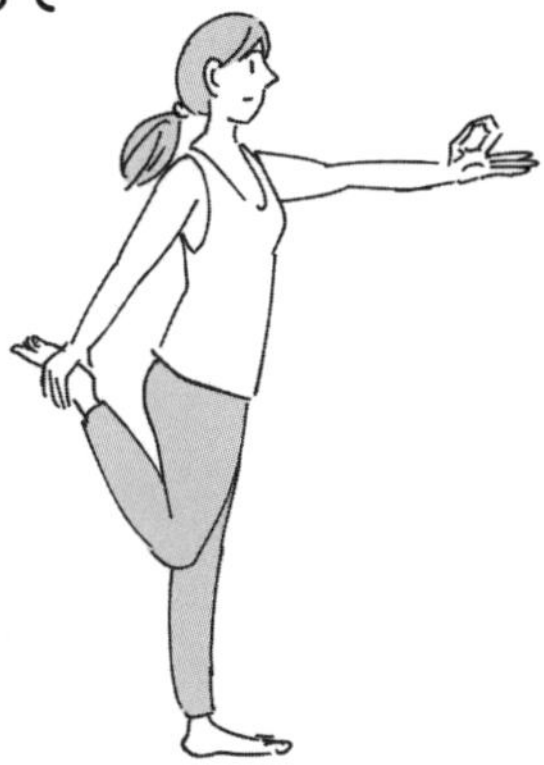

肩幅に足を広げて立ち、体の後ろで
右足の甲を右手でつかむ。
左手は地面と平行に前に
伸ばして、上向きで
親指と人差し指を合わせる。
左右を入れ替えて同様に。

痛みを軽くする熟睡のコツ

私たちは、**眠っている間に心身のメンテナンスを行なっています。**

腰痛には肉体的要因と精神的要因、さらには労働環境、勤務時間や休憩時間の量や質といった環境要因が考えられます。熟睡して心身のメンテナンスがきちんと行なわれ、1日の疲れがしっかり解消されるようにすることも、腰痛マネジメントでは重要です。

最大のポイントは、**徐々に眠るモードに入っていく体の流れを妨げないこと**です。

体は、睡眠に向けて副交感神経（リラックスを司る自律神経）を優位にしていくため、就寝直前に交感神経（興奮を司る自律神経）を優位にするようなことをするのは、避けたほうがいいでしょう。

たとえば、40度前後のぬるめのお風呂には、副交感神経を優位にする作用があるといいます。ただし、入眠時には、いったん上がった体の深部温度が下がっている必要があるため、入浴は「就寝2時間前」がベストとされています。

就寝直前に食事をとると、休息に向かいたい体に余計なエネルギーを使わせることになるため、夕食も就寝2時間くらい前までにとっておくのが理想です。

特に眠りに落ちるまでの90分間は**「自律神経を整える黄金の90分間」**とも呼ばれており、この時間をどう過ごすかが熟睡度に大きく関わります。

スマートフォンやタブレットは手放し、照明も暗めに設定して、スムーズな入眠に備えるといいでしょう。

なお、反り腰気味の人だと、仰向けに寝ると痛みが出る場合もあります。うつ伏せで寝ても問題はありませんが、それはそれで腹部が圧迫されて苦しいのなら、114ページのような腰枕をお勧めします。

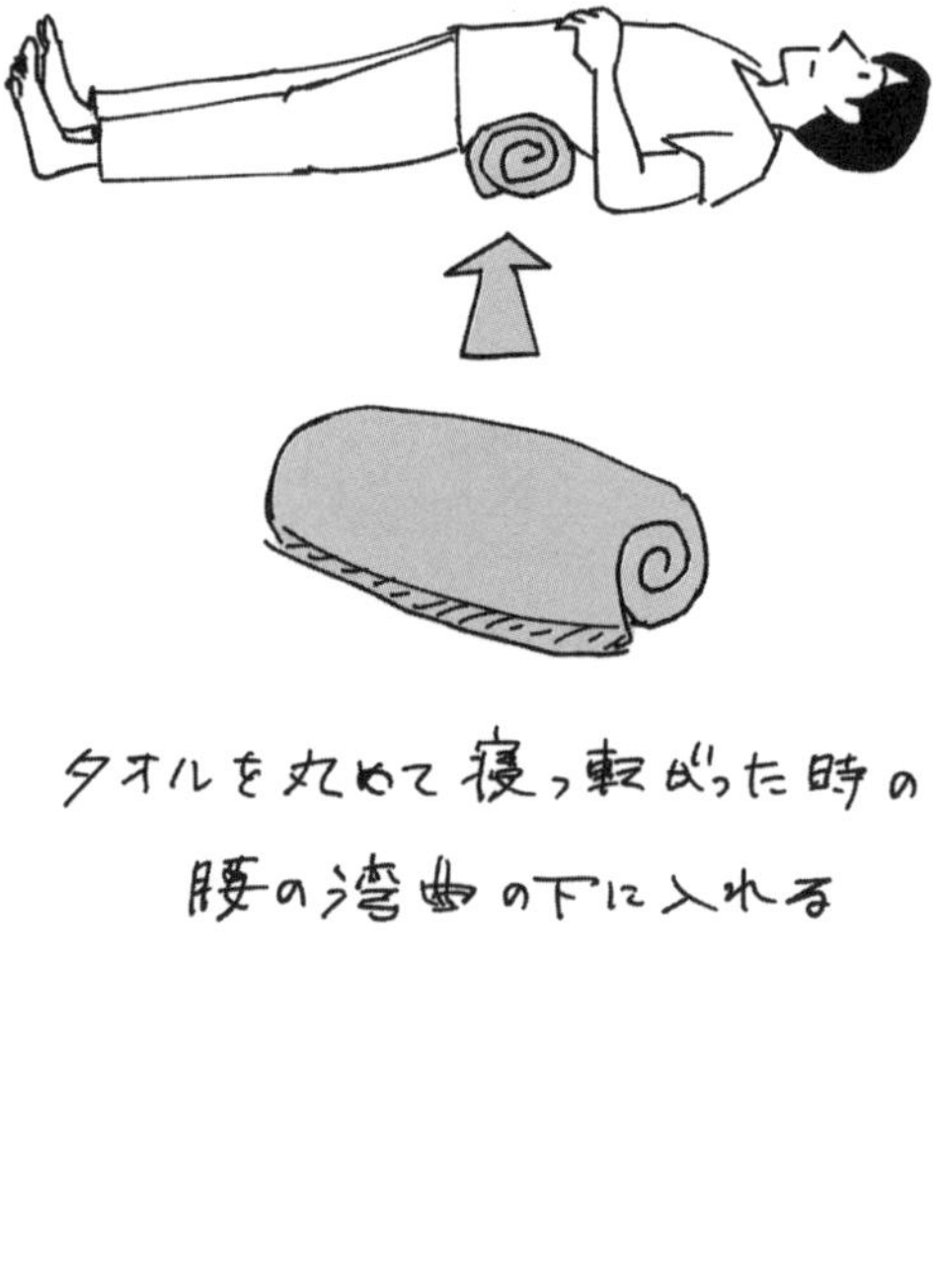
タオルを丸めて寝っ転がった時の
腰の湾曲の下に入れる

反り腰の人におすすめの「腰枕」

腰痛対策に役立つ「栄養素」は？

腰痛には、栄養面からのアプローチも可能です。

近年の研究で明らかにされてきているのは、**ビタミンD、ビタミンCと腰痛の関連性**です。

たとえば、ビタミンDと腰痛に関する105もの論文を精査したという、2017年の報告があります。

そこでは、ビタミンDの補給で腰痛が軽減するとはいえないまでも、ビタミンD欠乏と腰痛発症に関連があることは認められると結論付けられています。極度のビタミンD欠乏にある若い女性で、特に強い腰痛との関連性が示されたといいます。

別の研究報告は、ビタミンDのサプリメントの摂取が、慢性腰痛の軽減と身体機能の正常化につながる可能性を示唆しています。

また、4700人余りの20歳代以上の男女を調査した結果、ビタミンC欠乏と首痛、膝痛を伴う腰痛との関連性が認められたとする研究報告もあります。ビタミンCはコラーゲンの合成に欠かせない物質です。

どの研究も、ビタミンDとビタミンCを補給することが腰痛軽減につながるとは明確に結論付けておらず、「さらなる研究が必要」としています。

ただ、これらの**ビタミンDとビタミンCが欠乏すると、腰痛になりやすい**というのは確かといっていいでしょう。**痛みが軽減した状態を保ち、再発を予防するために、ビタミンD欠乏、ビタミンC欠乏に陥らないように気をつける**ことをお勧めします。

ビタミンDは魚類（イワシ、サケ、シラス干しなど）、ビタミンCは果物（アセロラ、レモンなど）や野菜（ピーマン、ブロッコリー、モロヘイヤなど）に多く含まれています。

ビタミンというと、サプリメントのほうが手軽に補えると思うかもしれませんが、サプリメントには質の問題があるうえに、過剰摂取のリスクもあります。ビタミンD

の体内生成は、日光を浴びることでも促進されるのですが、この作用は若い世代ほど強く、加齢に伴って低下していくことがわかっているなどの知識をもって、サプリメントを適切にとるのは実は容易ではありません。

こうした事情からも、ビタミンCとビタミンDは、毎日、食べるものを賢く、意識的に選んで補うようにするといいでしょう。

PART 3

腰痛読書療法

バーチャル診察室へようこそ

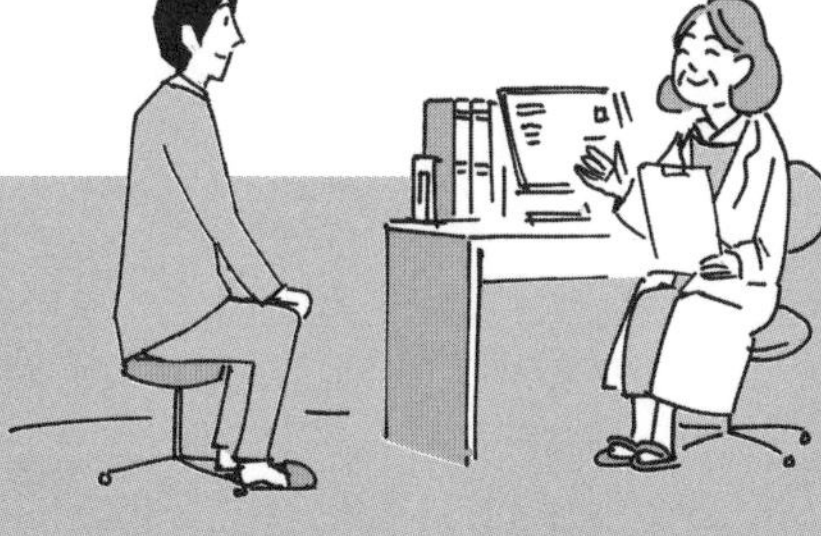

by 伊藤かよこ

はじめまして。

後半部分を担当いたします、伊藤かよこと申します。

鍼灸師で、認知行動療法をベースとした腰痛改善のための物語『人生を変える幸せの腰痛学校』（プレジデント社）の著者です。現在は、心身の健康について学ぶ講座「腰痛学校」の開催、腰痛学校オンラインコミュニティの運営、個別カウンセリングなどを行なっています。


わたしは24歳のときに、腰椎椎間板ヘルニアと診断され、2年にわたり、3度の入院、手術、多くの代替療法の施術を受けました。ブロック注射、トリガーポイント注射、鍼灸や整体、カイロプラクティック……、どれをとってもはっきりした効果は得られませんでした。そんなわたしですが、**今では腰痛とは無縁の生活を送っています。転機となったのは1冊の本との出会い**でした。


読書を、病気や症状の改善を目的として用いることを「読書療法」といいます。

日本ではなじみがありませんが、イギリスでは、2013年にNHS（国営医療サービス）が読書療法を導入しています。医師は患者の問題解決に役立つ本を処方し、患者は薬局ではなく、図書館へ行き処方された本を借ります。読書療法、別名「ビブリオセラピー」は、イギリスだけではなく他国にも広がりを見せているそうです。

わたしが出会った1冊は、ジョン・サーノ著『サーノ博士のヒーリング・バックペイン』（春秋社）。腰痛に対する読書療法の世界的な先駆けとなった『Healing Back Pain: The Mind-Body Connection』の邦訳版です。『Healing Back Pain』は、1991年に出版後、現在に至るまで、全米Ａｍａｚｏｎの腰痛部門では常に上位をキープ、この本を読んで腰痛が治った人は数十万人ともいわれています。

なぜ本を読むだけで、腰痛が改善するのでしょうか？

それは、本を読むことで「考え方」や「行動」が変わるからです。ある問題を解決するために「考え方」や「行動」をより適切なものに変えることを援助する方法を「認知行動療法」といいます。慢性腰痛への認知行動療法は、オーストラリアのシドニー大学が有名で、世界的にも推奨されている治療法のひとつです。

現在、日本で腰痛に対して認知行動療法を行なっている医療機関はほとんどありません。そこで**読書療法**です。**本書を読み実践することが認知行動療法になります。**

このあとのページでは、バーチャル診察室をイメージした物語をお届けします。

主人公になったつもりで、医師からの質問に答えてみてください。そして、できればその答えを書き出していただきたいのです。

「え〜、めんどくさいなあ」と思われるかもしれません。そのお気持ちはよくわかります。しかしそれでも、その〝めんどくさいこと〟をやってみてほしいのです。なぜなら書き出すことによって、自分自身の現在の状況を客観的に把握することができるからです。それは腰痛を自分でマネジメントするための大切な一歩です。

本書の37ページにもあるように、腰痛は治すというよりは、マネジメントするものなのです。セルフマネジメントには以下のような利点があります。

①お金と時間が生まれる

わたしの場合、腰痛治療のために2年間で30万円以上のお金を使いました。腰痛を治すためにお金がかかるのは仕方がないことだと思っていました。ところが、本当に必要だったのはお金ではなく、1冊の本、つまり適切な知識だったわけです。かかったお金は本代だけでした。

前著『人生を変える幸せの腰痛学校』の読者さんからも、「本を読むことで治療院通いの必要がなくなり、その分のお金と時間を好きなことに使えるようになった」とのうれしい声を多数、いただいています。腰痛を自分でマネジメントできるようになると、治療費、治療院に通う時間が必要なくなり、お金と時間に余裕が生まれます。

②一時的ではなく、永続的な効果が得られる

Udermann BEらによる研究では、慢性的な腰痛を抱える方に症状の改善に役立つ教育用小冊子を読んでもらったところ、読了後に52%の痛みが顕著に改善し、その効果は9カ月後、18カ月後も続いたそうです。

実際、定期的にぎっくり腰を繰り返していた60代の男性は『人生を変える幸せの腰痛学校』読了後、3年経った今に至るまで一度もぎっくり腰になっていないとのこと。このような報告をいただくのは1人や2人ではありません。

鍼灸や整体などの施術を受ければ、一時的に痛みは改善するでしょう。しかし、腰痛に対する考え方や生活習慣が変わらないかぎり、効果は一時的です。自らが痛みを学び、痛みをマネジメントできるようになると、その効果は一生続くのです。

③腰痛だけではなく、健康全般、人生全般のマネジメントにもなる

慢性腰痛の原因は、腰周辺の構造的な問題だけではなく、生活習慣や腰痛に対する考え方、心理的ストレスなどが絡み合った複合的なものです。ですから腰痛のセルフマネジメントをすることとは、「健康全般のマネジメント」「人生のマネジメント」と同じなのです。自分の健康や人生を俯瞰《ふかん》し、戦略を立て、行動することで、人生の主導権を握ることができます。それにより、「自己肯定感」や「自己効力感」が高まり、結果、人生全体がいい方向に向かいます。

お金がかからず、どこかに通う必要もなく、その効果は永続的で、しかも人生がよくなる……、そんなおいしい話があるわけないと思われますか？　それはぜひ、ご自身で確かめてください。ただし、本書をナナメ読みするだけでは確かめたとはいえません。「適切な知識」を得て「行動」を変えるからこそ効果が得られるのです。

まず何をやればいいのか？　このあとの物語には、それを自分自身で見つけるためのヒントをつめこみました。

腰痛をきっかけに自分を大切にしてほしい——物語の中のおばあちゃん先生の願いは、わたしの願いです。一人でも多くの方に届きますように。

伊藤かよこ

これは
慢性腰痛に悩む、
ある一人の
会社員が

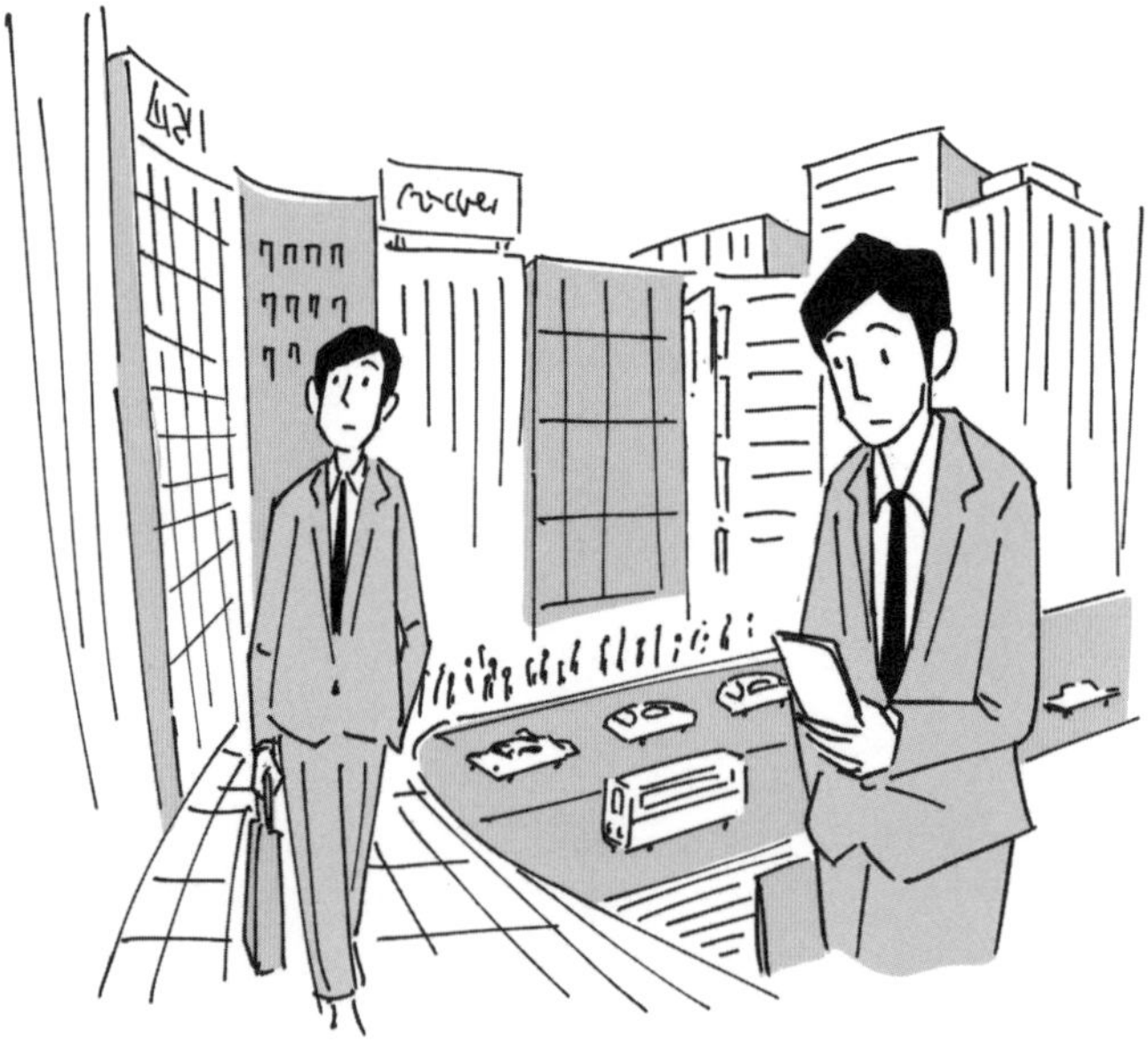

腰痛を
克服するまでの
物語です。

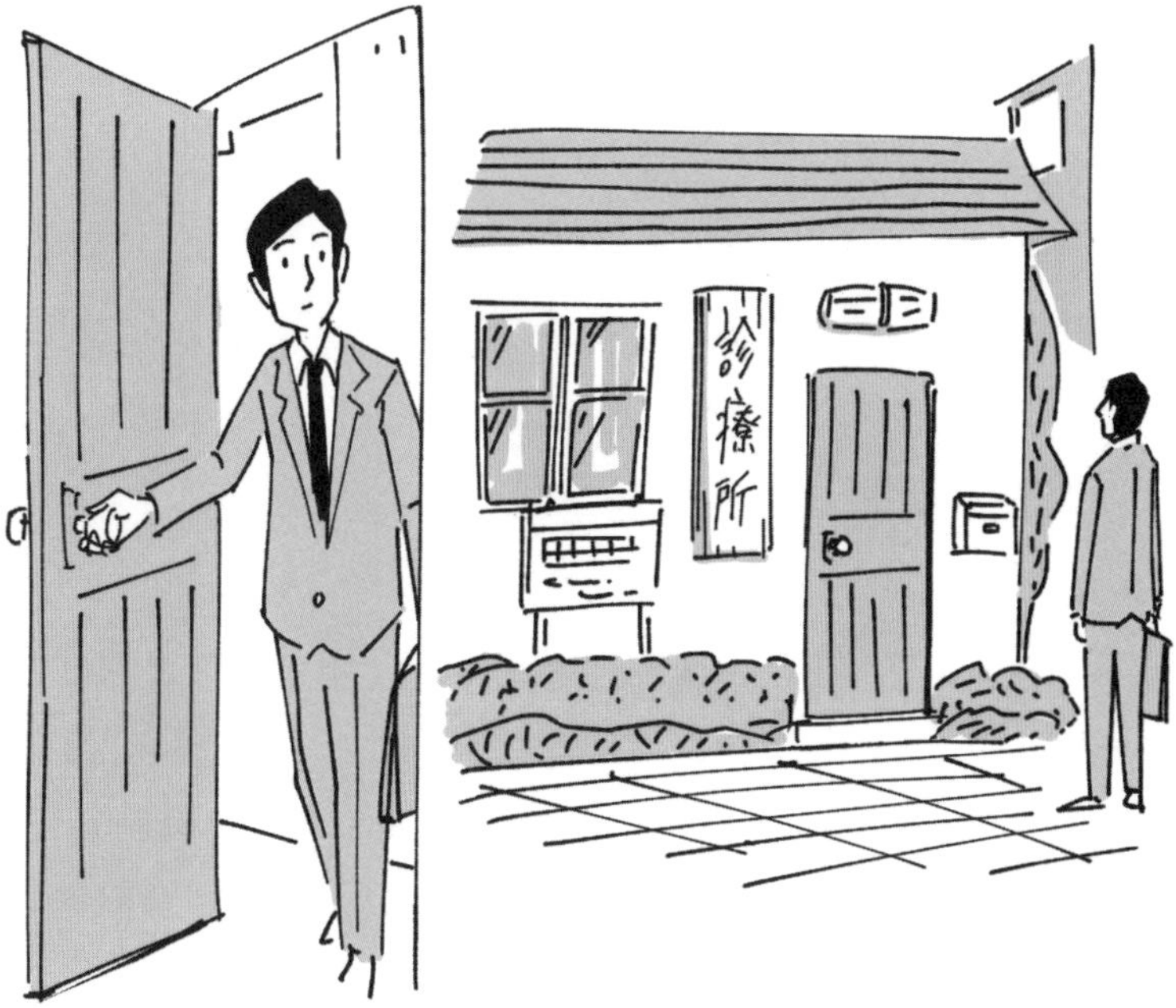

YK ★★★★☆ 1カ月前

『話すだけで治りました』

長年の腰痛持ちでしたが、こちらの診療所で先生とお話しをするだけで治りました。それまで何軒もの病院や治療院に通ってもよくならなかったので、感謝しかありません。

腰井痛郎 ★★★★★ 3週間前

『腰痛が完治しました』

口コミを見て行きました。ウソみたいな話ですが、本当に腰痛が完治しました。しかも、人生が変わって幸せになりました。言葉にすると怪しいですが本当です。腰痛持ちのみなさんに心からオススメします。

1回目

山手線の
とある駅から歩いて5分。
新旧のビルやマンションが立ち並ぶなかに、
1軒の古い診療所があった。
年季の入った木製のドアを開けると、
古いけれども清潔な待合室。
名前を呼ばれて診察室に入ると、
そこには白衣を着た
おばあちゃん先生がいた。

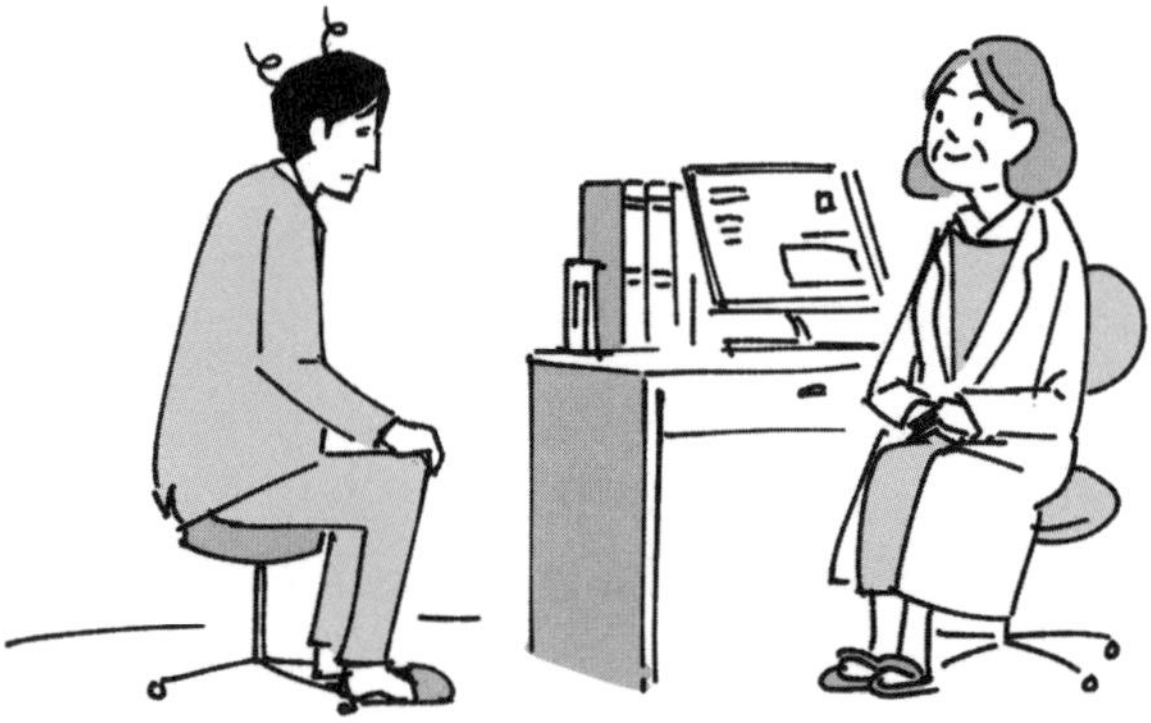

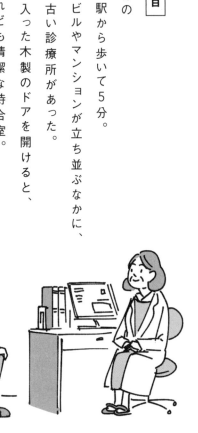

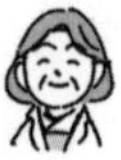

こんにちは、はじめまして。今日はよろしくお願いします。

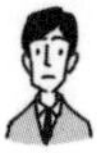

あっ、よろしくお願いします。長年の腰痛で困っていまして、どこかにいい治療院はないかと検索していましたら、たまたまこちらの口コミを読みまして。

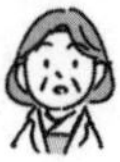

口コミ?

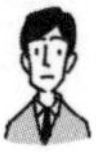

ええ、ゴーグルマップの口コミです。

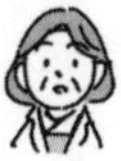

ゴーグルマップって??　……わたし、そういうものには疎《うと》くって。

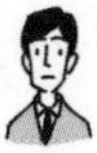

話すだけで腰痛が完治したと書いてあったんです。本当なんでしょうか?　話すだけで治るなんて。

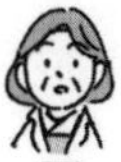

話すだけで治る?　それはちょっと違うのだけど。

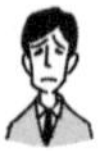
ですよね、話すだけで治るだなんて、とても信じられません。

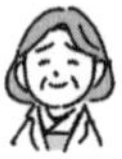
う〜ん、そうね。治った、治らないというのは本人の主観だからねぇ。その方が治ったとおっしゃるのなら本当に治ったんでしょう。考えられるとしたら……、ここに来て、ほっとされたのかもね。

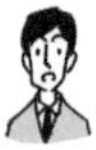
ほっとする？？

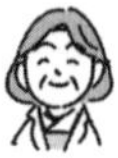
ええ、ほっとすると、カラダもココロもほわんとゆるむでしょう？　ゆるむことで痛みがなくなったのかもしれないわ。ほっとすることは腰痛改善の特効薬といってもいいほどなのよ。

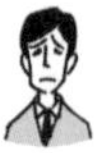
はぁ？　なんですかそれ。精神論ですか？　わたしは、心がどうしたとか、ストレスがどうしたというような話には興味ないんです。もっと具体的に腰に効く話を聞きに来たんです。早く教えてください。

まあまあ、そうあわてないで。腰痛と一言でいっても、いろんな腰痛があるのよ。手術が必要な腰痛もあれば、ほっとするだけでよくなる腰痛もあるの。まずは、あなたの腰痛がどんな腰痛なのかを教えてくださいな。そして、できることを一緒に考えましょうよ。

一緒に考える？

ええ、行動するのはあなただけど、どんな行動をすればいいのかを考えるお手伝いならできるわ。ゆっくりお話をしましょう。はじめに今の痛みについて教えてくださる？　どこがどんなふうに痛いのかしら？

腰全体ですね。奥のほうがズーンとして、痛みと重だるさがあります。たまに、お尻や足のほうにもイヤな感覚が広がることもあります。

特に痛みが強いのは？

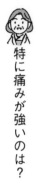

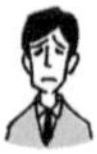

朝、起きたときです。腰がガチガチに固まっていて、動きはじめが大変です。あとは立ったり座ったりする瞬間ですね。

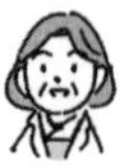

反対に痛みを感じないのは？

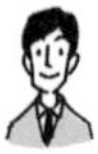

横になっているときにはまったく痛みはないです。それから仕事に集中しているときには、忘れていることもあります。

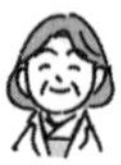

じゃあ今の痛みを一覧にまとめてみましょう。

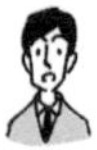

え？　まとめるんですか？　わざわざ？

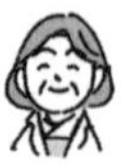

ええ、**あなたは痛みを改善したいのよね。だったらまずは、自分の痛みについて知りましょう。**現在地を知り、目標を設定し、どのルートでどんなふうに進んでいくのか、一緒に計画を立てましょうよ。

現在の痛みについて教えてください

- 痛い場所はどこですか？

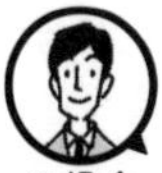

の場合

腰全体、骨盤の真ん中、
お尻、たまに足のほうも。

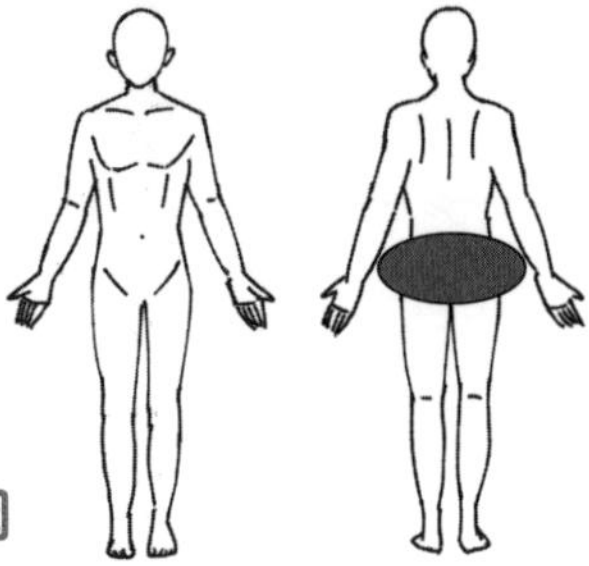

- 痛みが強くなる動作や要因

起床時、立ったり座ったりするとき、寝返り、朝の通勤電車。
立つ、座る、歩く、同じ動作が長時間続いたとき。

- 痛みが軽くなる動作や要因

仕事に集中しているとき、横になっているとき。

- 1日の痛みのパターンがありますか？

朝 ▸ 起きたときには腰がガチガチ
昼 ▸ 日によって違う
夜 ▸ 横になることが多いので痛みはない

あなたの場合を書いてみよう ……………………………

次に動作を確認するわね。ゆっくり立ってみてください。

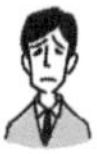
はい。うっ、痛い。

——先生も立ち上がり、「このあたり？」と男性の腰に手を当てる。

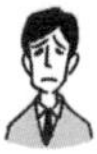
あ、そうそうその辺です。

そのまま部屋の中を歩いてみましょうか？

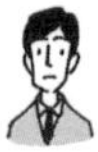
はい。歩きはじめは痛いです。しばらく歩いていると楽になることが多いです。
あっ、でも、長時間歩くと痛くなってくることもありますね。

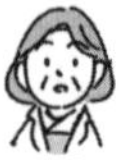
長時間ってどのくらい？

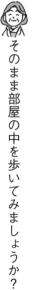

う〜ん。日によって違うので何とも。

そう。次はこちらへ。ベッドに横になれる？

あっはい。うっ、ちょっとこう、カラダをねじるときが痛いです。

ゆっくり足を挙げますよ。痛みやしびれがあったらすぐに教えてくださいね。

はい、えっと、つっぱるように感じます。

次は、これまでの経緯を聞かせてね。はじめて腰痛になったのはいつですか？

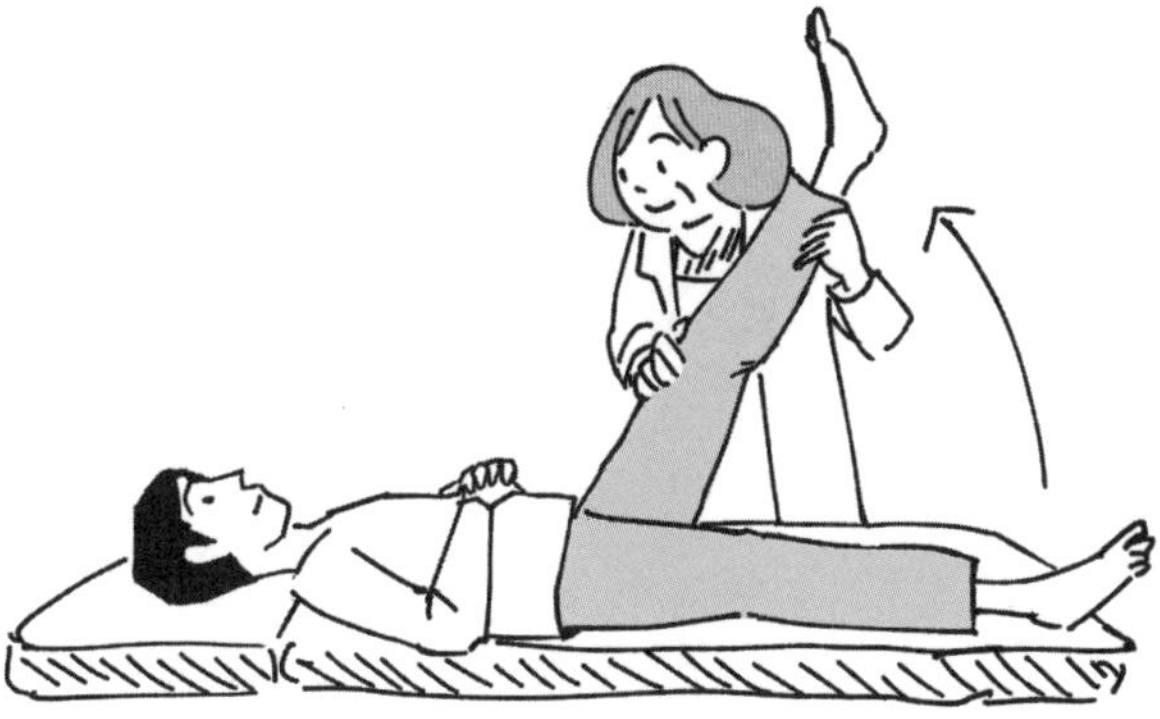

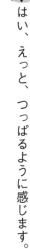

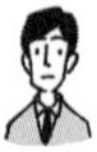
高校生のときです。野球部だったんです。それで練習中にいためてしまって。でもそのときはすぐに治りました。

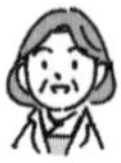
そのあとは？

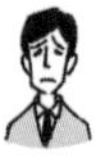
社会人2年目くらいかなあ。腰がだるいと感じるようになって、30歳ではじめてぎっくり腰になりました。それから年に1、2回はぎっくり腰をやるようになって。えっと、その後は……、気がつくといつも何となく腰が痛いんです。前は、整体に通ったり、ジムに行ったりもしたんですが、何をやってもパッとしないので。最近は諦めていたんですけどね。

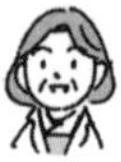
それで、今日来てくださったのは？

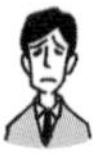
3カ月前から、急に在宅勤務になりまして、それからだんだんと痛みが悪化しているんですよ。このまま悪化するとヤバいなと思いまして。

腰痛歴を教えてください

の場合

18歳　野球部の練習中に痛み。
あまり覚えていないのですぐに治ったと思う。

24歳　会社に入って2年目。腰に重だるさを感じる。

30歳　はじめてのぎっくり腰。
その後、年に1、2回ぎっくり腰を繰り返すようになる。

35歳　くしゃみがきっかけでぎっくり腰（激痛）。
痛み止めの注射、会社を3日休む。

35歳〜40歳
3カ所の病院、検査、注射、薬。
接骨院、鍼灸、整体。効果は一時的。
ジムに通うが痛み悪化。

現在　3カ月前から在宅勤務。徐々に悪化している。

あなたの場合を書いてみよう……………………

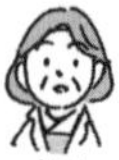
過去に腰痛で病院にかかったことは？　何か検査は受けました？

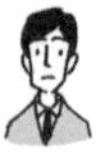
はい、ここ数年の間に複数の病院で検査を受けています。注射や薬も試しました。効果がなかったので、今は何もしていませんが。

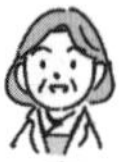
病院名と受けた検査、診断名と、そのときの医師の説明、受けた治療、飲んでいた薬を教えてください。

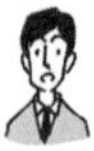
ええと、病院以外にもいろいろ行っているんですが、それもですか？

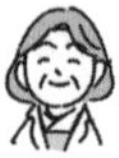
接骨院、鍼灸、整体とかかしら？　ええ、それも一緒に教えてください。

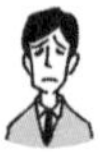
たくさんありますよ、全部ですか？

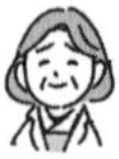
覚えている範囲でいいですよ。ついでにかかった費用も書き出しましょう。

病院・治療院歴を教えてください

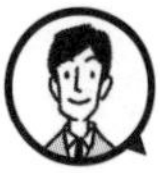 の場合

- 18歳　A整形外科　レントゲン、湿布　「普通の腰痛」との診断
- 30歳　B整形外科　レントゲン　MRI、鎮痛薬
  「少しヘルニアっぽいが、手術するほどではない」
- 35歳～40歳

C整形外科　トリガーポイント注射　10回くらい?
「筋肉の緊張。温めてストレッチをするように」

D整体　知人のすすめ　7000円×10回
「腸腰筋がガチガチ。これは長丁場になる」

Eペインクリニック　レントゲン、薬
「仙腸関節の炎症。薬で様子をみましょう」

F鍼灸　6000円×5回　「気の流れが悪い。リラックスが下手」

G総合病院の整形外科　レントゲン、MRI、CT
「骨は正常。特に悪いところはありません」

H接骨院　回数券を勧められるが断った
「背骨がぐらぐら。ジムで腹筋と背筋を鍛えてください」

I接骨院　回数券　12万円
「骨盤の歪みと反り腰。矯正してもすぐに戻る体質」

あなたの場合を書いてみよう……………………………

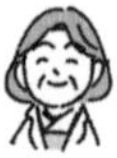
腰痛以外の他の体調はいかがですか？　たとえば、肩こりはありますか？

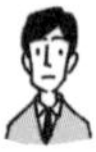
はい。ここ最近、肩こりもつらいです。前からときどき胃も痛くて逆流性食道炎と言われました。あとは花粉症があります。

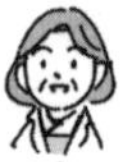
夜はよく眠れていますか？

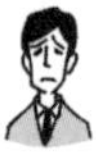
う～ん、日によりますね。たまに寝つけない日もありますし、早朝に目が覚めてしまうときも。

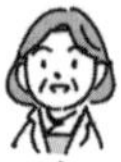
食欲はどう？

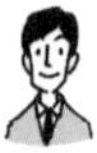
胃の調子によりますが、食欲は普通にあります。

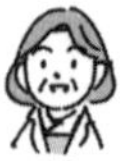
他に体調で気になることは？　何でも教えてください。

腰痛以外の体調について教えてください

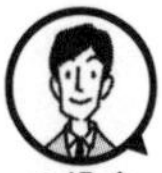

の場合

肩こり、たまに
胃痛(逆流性食道炎)、花粉症

● それぞれいつからですか?

肩こりはここ10年くらい。最近、強く感じる。
胃痛はたまにひどくなる。納期に追われているときなど。
花粉症は5年くらい前。

● 現在、腰痛以外で通院や服薬はしていますか?

いいえ(花粉症の時期はアレルギーの薬を服用)。

● 過去に大きな病気や手術の経験はありますか?

いいえ。

● 睡眠について教えてください

12時過ぎに就寝、平日は7時起床、休日は遅くまで寝ている。
寝つきは悪い。就寝前に飲酒。
夜中や早朝に目が覚め、眠れないこともある。
起床時、疲労感あり。睡眠の質が悪いと感じる。

● 食欲、その他、腰痛以外で気になることはありますか?

ここ最近、体力も気力も落ちているように感じる。
仕事への意欲、休日に出かける意欲、ともに低下。

あなたの場合を書いてみよう ……………………………

次は、仕事と生活について教えてください。お仕事中はデスクワーク？　座っていることが多いのかしら？

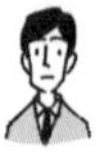
はい、一日中ほとんど動かずにパソコンの前にいます。

お仕事が終わったあとの時間やお休みの日は？

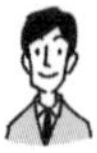
そうだなあ、テレビを観たり、本を読んだり、パソコンで動画を観たり……。ソファで寝転がっていることが多いですね。

今は何か運動をしていますか？

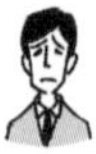
今は何もしていません。在宅勤務の日は夕方に歩数計を見ると、74歩なんて日もあって、さすがにマズイとは思っています。何か運動をしたほうがいいんでしょうが、億劫でね。

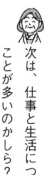

お仕事、その他について教えてください

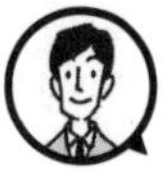

の場合

仕事	会社員（デスクワークが中心）
時間	9時～19時くらい　たまに残業もあり
通勤	片道45分　今は在宅勤務
休日	週休2日　家にいることが多い
運動	現在は何もしていない
運動歴	小学校～高校　野球、昨年まで少年野球の手伝い

腰痛がなければやりたいこと	特に思いつかない
好きな運動	特になし
趣味・生きがい	特になし

同居している家族	妻、息子（中学生）
ペットの有無	なし
飲酒	毎晩、ビール500ML　1本～2本以上
喫煙	2日で1箱

あなたの場合を書いてみよう……………………

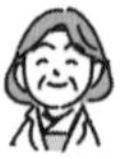

お話を聞かせてくださってありがとう。ここまで話してみて、何か気がついたことはありますか？

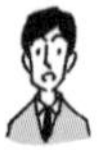

気がついたことですか？　なんというか、いろいろなことを聞くんですね。こんなにあれこれ質問されたのは、はじめてです。

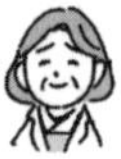

腰痛の原因は腰だけにあるわけじゃないからね。

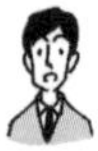

腰だけじゃない？？

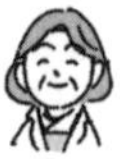

生活習慣やこころの状態、腰痛への考え方などが関係しているわ。だから詳しくお話を聞く必要があるのよ。そして、**治すためのカギもまた、あなたの中にあるの。**それを一緒に探しましょう。

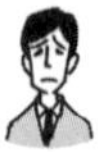

はあ。

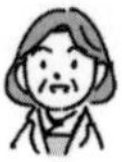

さてと、今度はわたしがお話しするわね。まずは急性痛と慢性痛の違いを理解することから始めましょう。

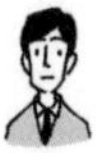

急性痛と慢性痛？

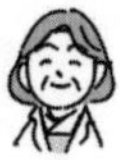

ええ、そうなの。ケガなどの多くの痛みは急性痛。急性痛は痛い部分に何らか原因がある場合がほとんど。だから痛い部分を検査し、異常を見つけ、その異常に対処することが治療になります。

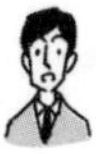

わたしの場合、検査をしても医師によって言うことが違うんですよね。

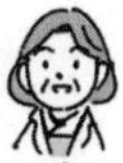

痛みが長く続くと、痛い場所だけではなく、痛みを伝える神経や脳に変化が起きるの。それが慢性痛。神経や脳が痛みに敏感になって、**本来危険ではない刺激でも痛みと感じてしまったり、痛みの大きさを大きく感じすぎてしまったり、ということが起こっている**のよ。

うん？　よくわかりません。

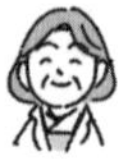

わかりやすいように火災報知器にたとえて説明するわね。「火が出た↓火災報知器が火を感知した↓警報が鳴った」。痛みでいうと、「ケガをした↓その信号が脳に伝わった↓痛い！」これが急性痛。ここまではいい？

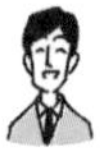

はい。

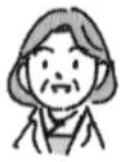

火元は消えている、もしくはお料理程度の火しか使っていない。それなのに警報が鳴ったとしたら？

警報機の故障ですね。あっ、それが脳や神経？　え？　じゃあ、わたしは腰じゃなくて脳が悪いってことですか？

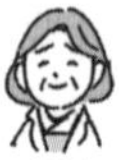

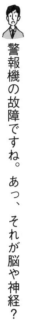

悪いというよりは、痛みに対して敏感すぎる状態といったらいいかしら。

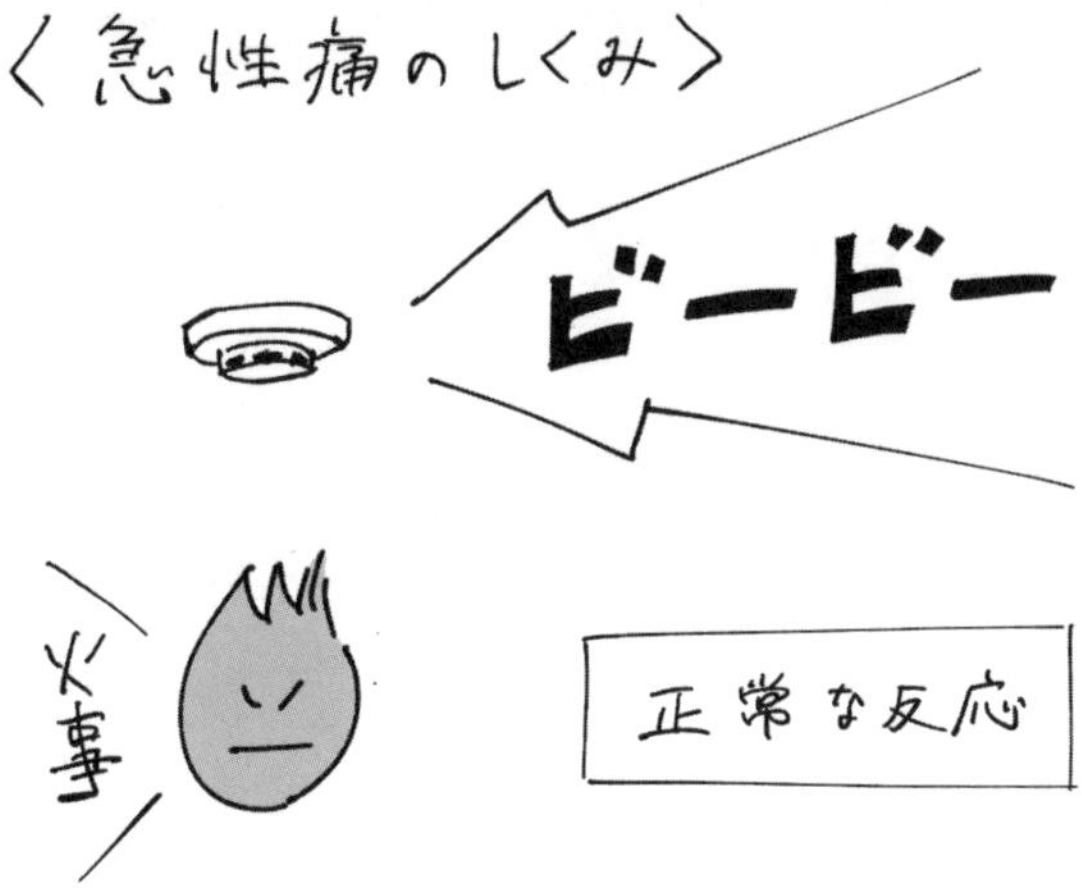
〈急性痛のしくみ〉
ビービー
火事
正常な反応

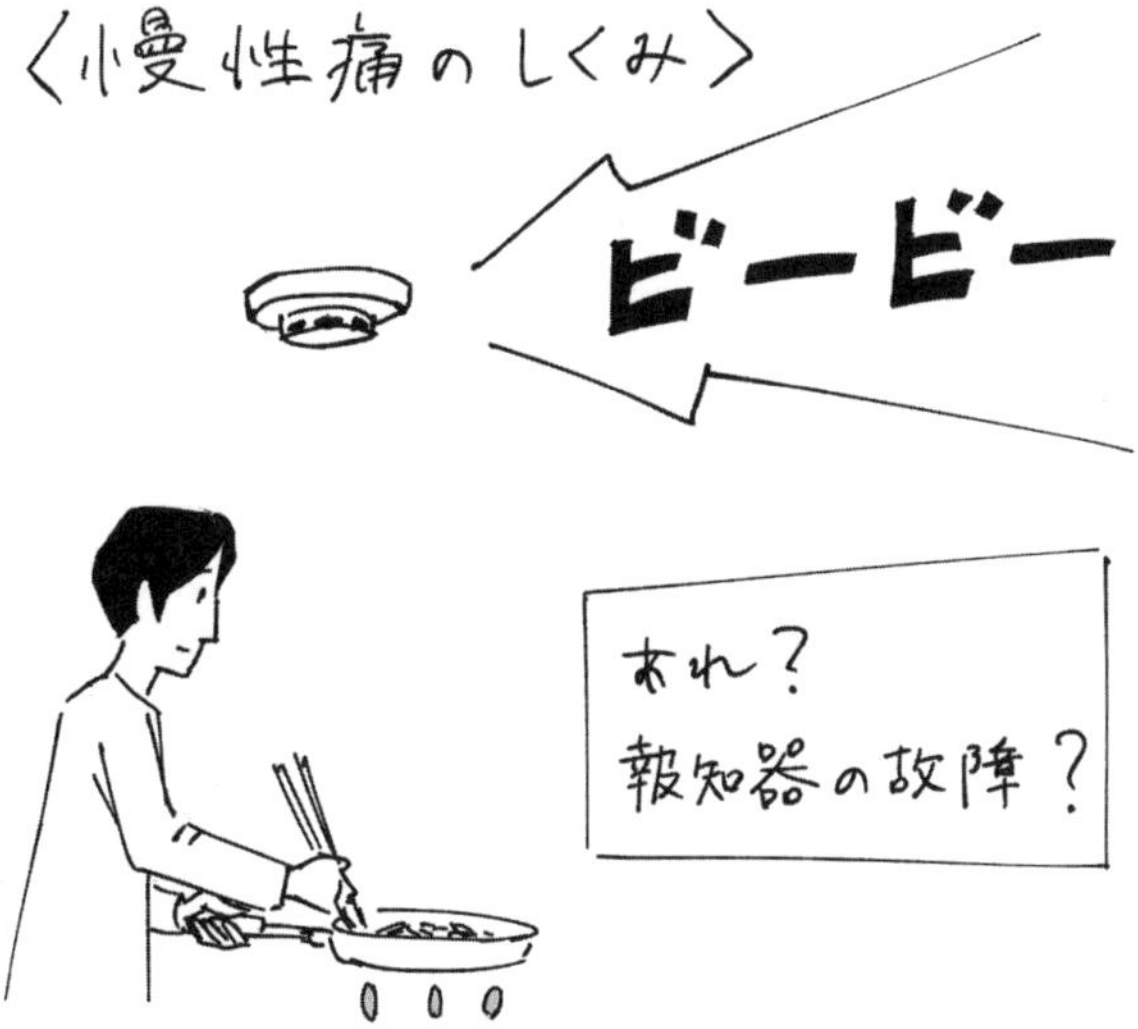
〈慢性痛のしくみ〉
ビービー
あれ？
報知器の故障？

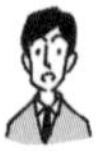

ちょっと待ってください。話についていけません。わたしは腰が悪いんじゃなくて、脳が悪いんですか？

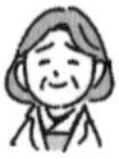

まあまあ、落ち着いて。腰が悪い、脳が悪い、というような単純な話ではないのよ。そもそも**〝いい〟〝悪い〟の基準があるわけじゃない**し。

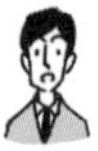

え？　でも、悪い部分をはっきりさせて、そこを治さないと。

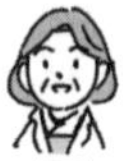

悪い部分をはっきりさせられるのが急性の痛み、はっきりさせにくいのが慢性の痛みなのよ。

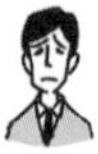

こ、困ります。悪い部分ははっきりさせないと、治せないじゃないですか！

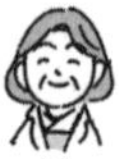

治す、というのもこれまた曖昧な言葉よね。**腰痛の場合は、治すというよりは、マネジメントするという言葉がぴったり**よ。

マネジメント？

ええ、腰痛は生活習慣病の1つだから、自分で管理するものなの。まずは慢性痛について知りましょう。

慢性痛はなぜ、原因がはっきりしないんですか？

痛みの悪循環が起きているからよ。たとえばそうね……、カラダのどこかに痛みがあるとぎゅっと力が入るでしょう？　力が入ると筋肉は硬くなるし血行も悪くなって、痛みを感じやすくなるの。つまり、**「痛い→力が入る→痛みを感じやすくなる→力が入る」**というようにね。

それってヤバいじゃないですか。ほうっておくとどんどん悪くなる。

そうよ。だから痛みは慢性化させないで急性痛のうちになくすことが大切なの。

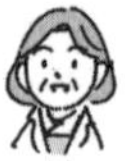

他にも、そうね……、「痛いから動かない→動かないから痛みが強くなる→もっと動かない」という悪循環もあるわね。

そりゃまぁ、痛いときは動きたくないですからね。

仕事や家庭にも影響があるわ。**痛みがあると、どうしても不機嫌になるわよね。イライラしたり、不安になったり。それが仕事の効率や人間関係に影響してストレスが増える。**そして、そのストレスでまた痛みが強くなることも。

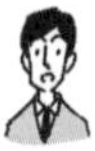

やっぱりストレスって痛みと関係あるんですね。

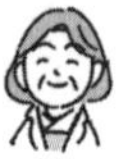

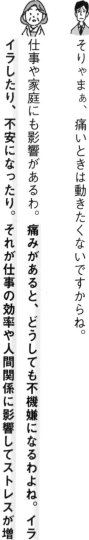

ええ。痛みもストレスも感じているのは脳だからね。ここまでの話で、腰が悪い、脳が悪い、という単純なものではないとわかってもらえたかしら？　慢性の痛みには、腰や脳、そして、生活習慣やこころの状態、職場や家族などの人間関係、そういったさまざまなものが複雑に関係しているのよ。

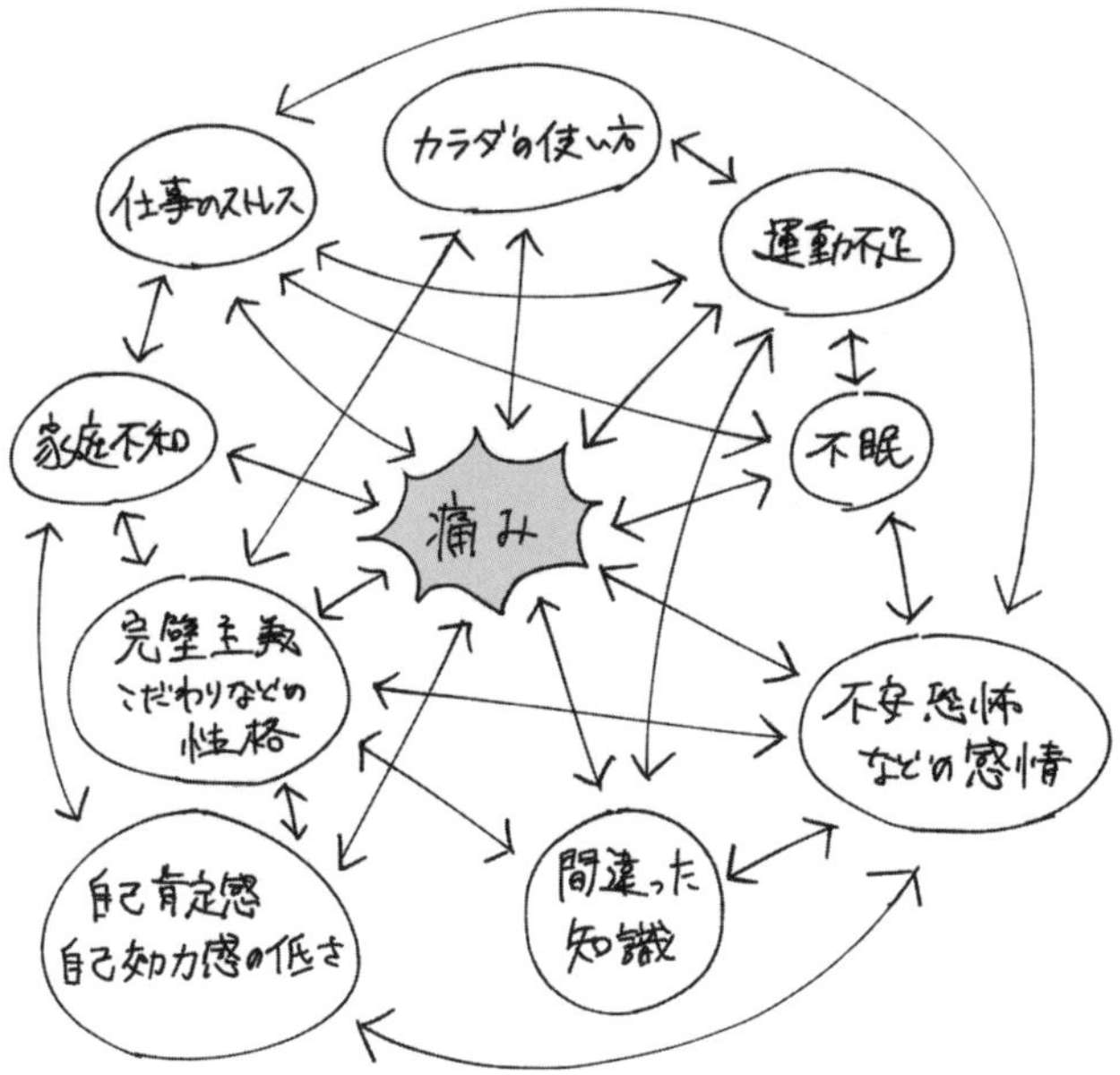

慢性化すると、「痛みの最初の原因」は、
それほど重要ではなくなります。

わかったような、わからないような……要するにわたしの腰痛は慢性痛ってことですね。で？　**結局、治すにはどうしたらいいんですか？**

世界中でさまざまな研究が行なわれていてね、現時点での最新の知見では、慢性腰痛の改善にもっとも効果的なのは運動とされているのよ。

え？　運動ですか？　いやいやわたしはジムに通って悪化したんですよ。

それがね、ただ運動すればいいってわけじゃないの。「痛み教育＋運動」。慢性痛のメカニズムを理解したうえで、自ら主体的に行なう運動がいいのよ。

痛み教育？　メカニズム？

ジムではどんなことをやっていたの？

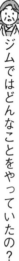

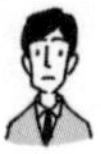

おもに腹筋と背筋を鍛えていました。背骨がぐらぐらなので、自然のコルセットをつくりなさいと言われて。

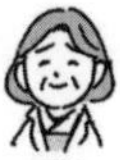

背骨がぐらぐらと言われたのね。それは怖いわよね。恐怖心があるとおそるおそる動いてしまう。でもね、それでは逆効果なのよ。**運動は、腰のためだけではなく、脳のためでもある**から。

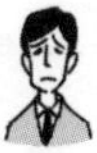

運動が脳のため？？

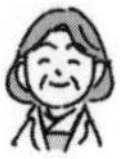

ええ。慢性痛の方の脳は、痛みに対して敏感になっていると話したわよね。その敏感さを鎮めるのにも運動は有効なの。だから知識を得て、安心してカラダを動かしてほしいのよ。

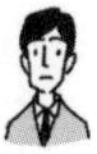

安心して動かす？　運動に気持ちは関係ないと思いますけどね。先生は精神論がお好きなようだ。まあいいです。具体的にはどんな運動をすればいいですか？

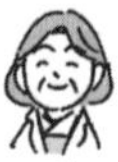

そうねえ、あなたの場合は、何かの運動をするというよりは、座る時間を減らすことから始めましょう。

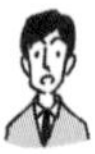

座る時間を減らす？　いや、デスクワークなのでそれはできませんよ。

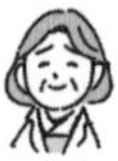

何か工夫できないかしらねえ？

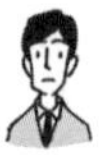

工夫？　工夫ねえ、う～ん、あっそういえば、同僚がスタンディングデスクを使っていますよ。スタンディングデスクって腰にいいんですか？

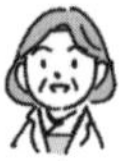

立ったり座ったりできるように高さを変えられる机のことよね。試してみたらどうかしら？　他に工夫できそうなことはない？

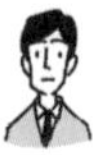

う～ん、そうですね……。あっそうだ、このスマートウォッチで座りっぱなしアラームを設定できるんです。

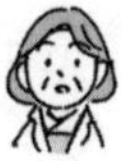

どれどれ、見せて。まあ、最近はそんなハイカラなものがあるのね。アラームが鳴ったら何をするの？

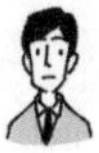

まずは立ち上がって、ついでに体操もしたほうがいいのかな？

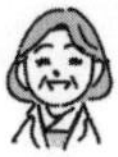

そうね。その場ですぐにできることをいくつか決めておくといいわね（１０８〜１１１ページのイラストを参考に）。

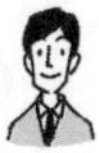

さっそく今日からやってみます。でもなあ、続くかなあ？　何をやっても三日坊主なんですよね。

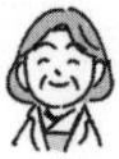

大丈夫、みんな同じよ。だから習慣化するためにも工夫が必要なの。

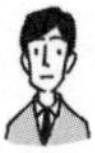

習慣化……、本を読んだことがあるなあ、なんだっけ、そう仕組みづくりだ。それもアプリを使います。毎日のタスクをアプリでチェック。

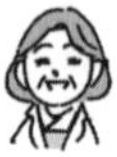

スタンディングデスク、スマートウォッチ、アプリ……。へえ、今は便利なものがいろいろあるのねえ。

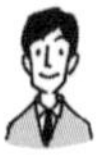

言われてみればそうですね。自分でできることがたくさんありましたね。

そういえば、同居しているご家族はいらっしゃるの？　他の患者さんでね、家族と一緒にリングなんとかっていうゲームで運動している方がいるわ。すごい運動量なんですってね。**継続のコツは一人でやらずに仲間をつくること**よ。

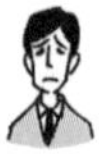

あ〜、妻と息子がいますが……。うちはちょっとそういうのは無理です。

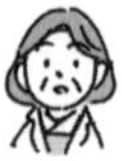

そうなのね。夫婦で夜のお散歩なんていいと思うけど。わたしはやりたくてもできなかったから、うらやましいわ。

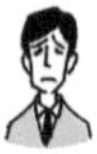

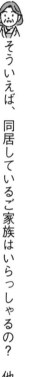

う〜ん。うちの夫婦はちょっと、今、ごたごたしていまして……。ま、その話はいい

ですよ。とにかく座りっぱなしにならないように気をつけます。あっ、でも先生、痛みが強いときはできるだけ安静にしたほうがいいんですよね。

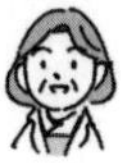

いいえ。最近の研究では、**痛みがあるときも無理のない程度で動いたほうがいい**とわかっているのよ。

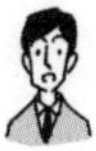

え？　そうなんですか？　安静じゃないんですか？

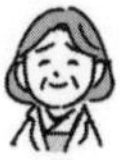

昔はそういわれていたんだけどね。今は違うのよ。

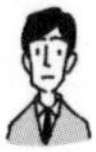

でも痛いときは、横になっているほうが楽ですよ。

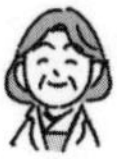

もちろんつらいときには横になって休んでもいいのだけど、**1日中横になっているのはやめたほうがいい**わ。かえって痛みが治りにくくなるから。

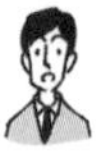

そうなんですか。今までは痛いときは必ず横になっていましたよ。でも、痛いときに無理はしないで動くってむつかしいですよね。

日常生活をいつも通りに。仕事もなるべく休まないほうがいいのよ。痛みがつらかったけれど思い切って出社したら意外と大丈夫だったという経験はない？

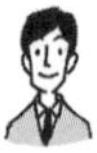

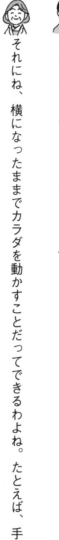

ああ、あります。ありますよ、そう言われれば。

それにね、横になったままでカラダを動かすことだってできるわよね。たとえば、手首を回すとか、肩を大きく回すとか。

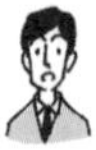

え？　腰に関係ないじゃないですか？

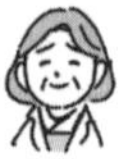

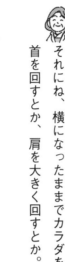

運動は腰のためだけでしたっけ？　今までのお話を思い出して。

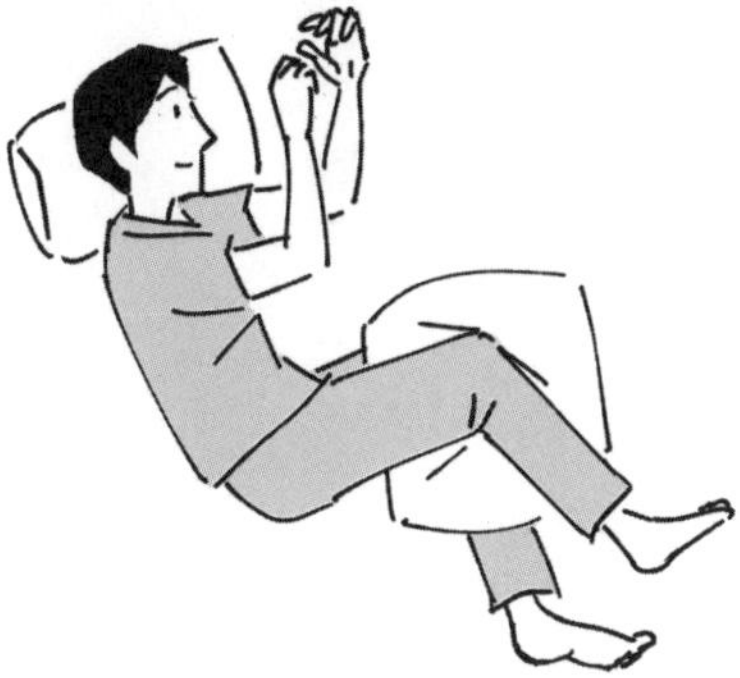

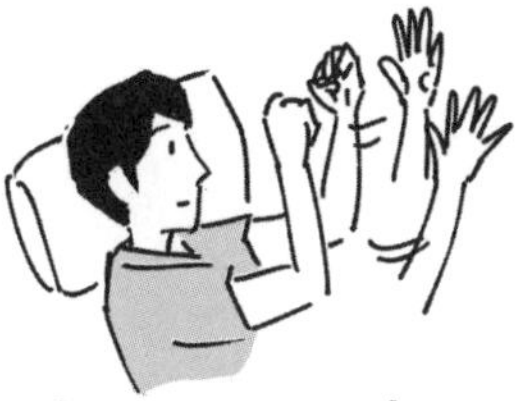

1. 手のひらをぐーぱー

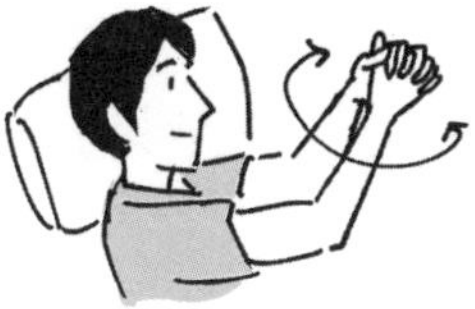

2. 手首を回す

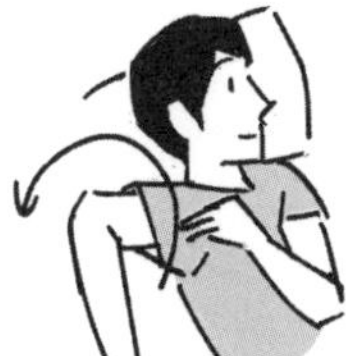

3. 肩を回す

「痛くて動けない」ときも、じっと固まらないで、
動かせる部分だけでも動かそう

運動の次に大切なのは睡眠よ。質のいい睡眠をとるためにも、やはり運動ね。そして、可能であれば外に出て太陽を浴びましょう。

ああ、たしかに外でカラダを動かした日はよく眠れますよね。息子が小学生のときは、毎週末、少年野球の手伝いをしていたんです。運動にもなるし、太陽も浴びるし。そういえばあのときは腰痛もあまりなかったなあ。

他に睡眠の質を上げるために工夫できそうなことはある？

また工夫ですか……。そうだなあ、なるべく風呂につかることと、寝る前にスマホを触らないこと、あとは……、寝酒もやめたほうがいいんですよね？

量にもよるけれど。寝酒は睡眠の質を下げるという説はあるわね。

毎日の習慣になっていましたけど、ちょっとやめてみようかな。

それから、いい気分でいることも役立つのよ。いい気分でいると、脳の中の報酬系という部分が活性化するのね。それが痛みを鎮めることに役立つのよ。

いい気分って？

うれしいとか楽しいとか、面白いとか、わくわくするとか、達成感とか感謝とか。いい気分なら何でもいいのよ。

う～ん、また精神論。どうもその考え方にはなじめません。

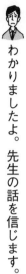

精神論じゃないわ。**慢性痛の方の脳は、痛みを鎮める働きが弱っている**ことがわかっているのよ。これは立派な治療の1つ。納得がいかないのなら、論文をお見せしましょうか？

わかりましたよ。先生の話を信じます。

ただですね、そうは言っても**痛いときにいい気分でいるなんて無理**ですよ。

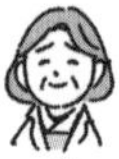

そうよね。痛みがあると気分もふさぐわよね。だからそこはひとつ、治療だと思って頑張ってほしいところなのよ。

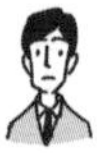

……、まあ、そこまで言うなら、治療だと思ってやってみますよ。

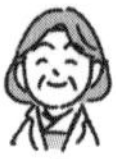

ええ、思い出してみて。くつろいでいるとき、安心しているとき、楽しい話をしているとき、痛みのことを忘れていたことはなかった？

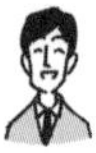

う～ん、どうだろう？　……そう言われれば休みの前日の夜は、あまり痛くないような。あっそうですね。風呂を上がってから寝るまでの時間とか、あとは楽しい飲み会！　そういうときはそれほど痛くないですね。

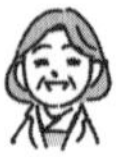

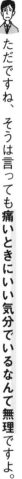

そうそう、その調子で**痛みを忘れる時間を増やしていきましょう。**

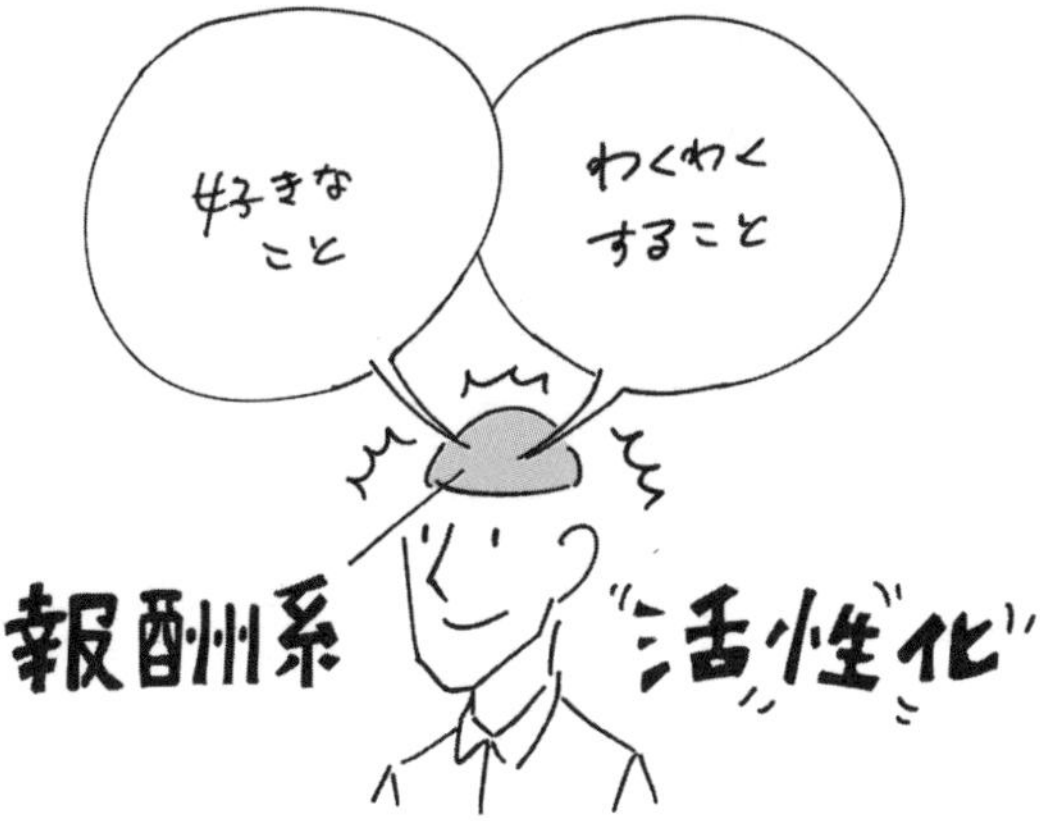
好きなこと
わくわくすること
報酬系活性化

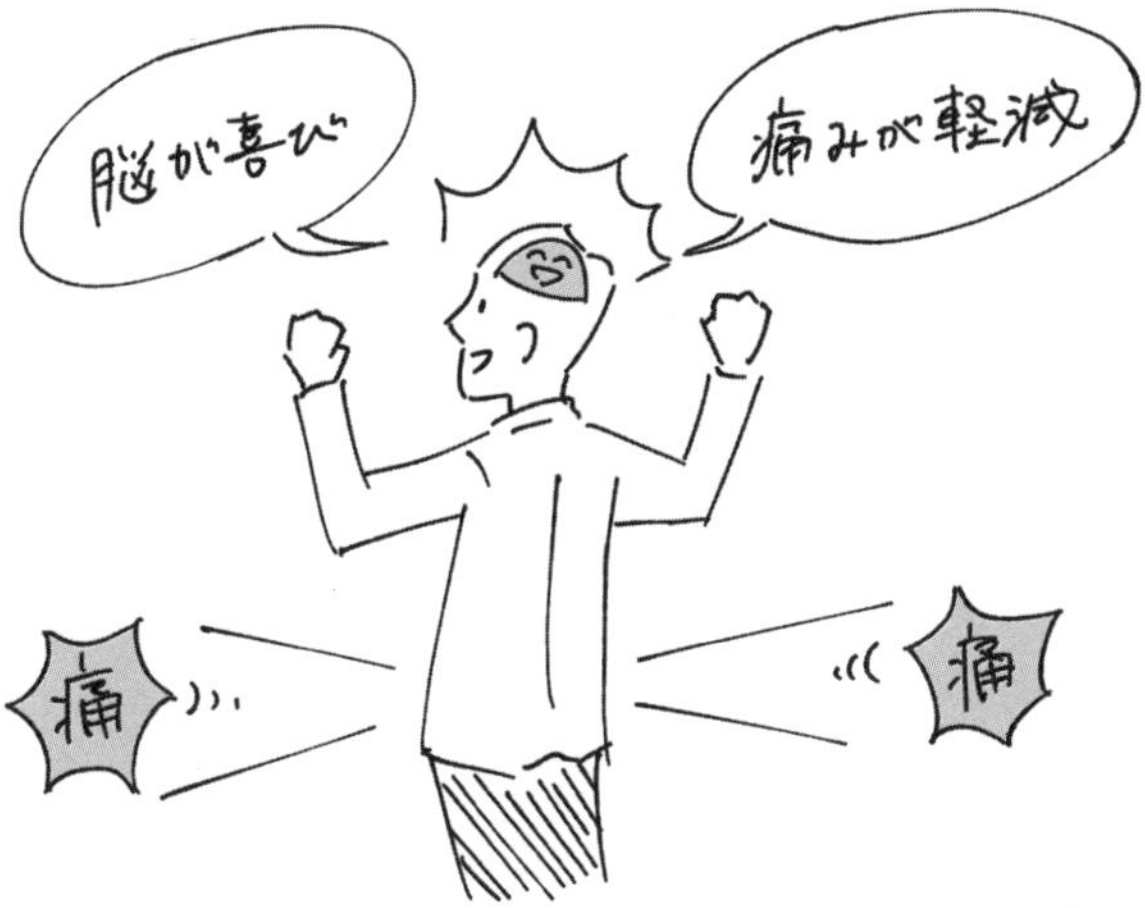
脳が喜び
痛みが軽減
痛
痛

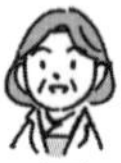
反対にね、慢性痛の改善のために避けたほうがいいこともわかっているのよ。

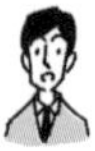
何ですか？　教えてください。

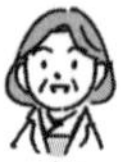
必要以上に痛みに注目し、関心を向けることよ。それはまるで、痛みの信号をキャッチするためにアンテナを立てているようなもの。

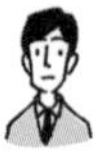
アンテナ？　ああ、なるほど。痛み信号を受信するアンテナですね。

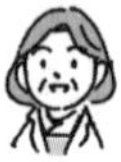
人間の脳はね、たくさんの情報の中から、興味関心のあることをたくさん取り入れ、関心のないことはスルーするようにできているの。

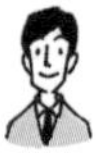
そうか、頭の片隅にいつも腰痛のことがあると、腰痛に関する情報を多く取り入れ、記憶に残してしまう。それは痛みのアンテナを立てていたのと同じ。でも、そうは言っても……。痛いんだから気になりますよ。

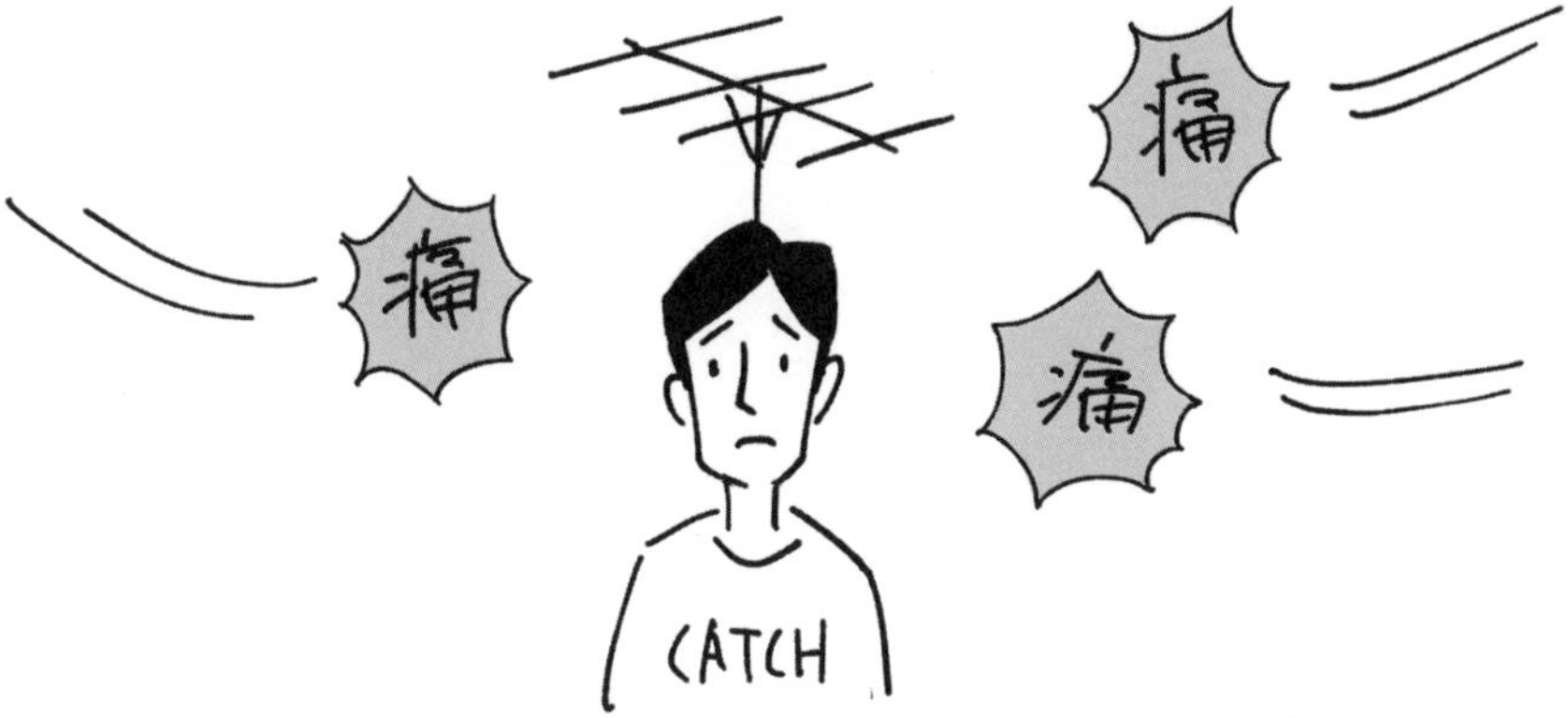

「痛み」に注意が向く

↓

「痛み」に関する情報を多くキャッチする

↓

「痛み」に対してますます敏感になる

↓

……

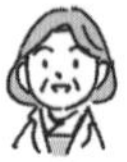

そうなのよ。痛いから意識を向けるし、いい気分になれない。だから慢性痛は治りにくいのよ。でもね、**何に意識を向けるのかはある程度、自分で選べる**のよ。

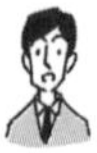

自分で選べるとは？

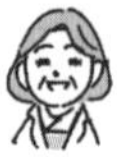

たとえばそうね……、♪上を向いて歩きましょう♪

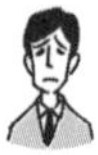

ちょ、ちょっと突然歌いだすからびっくりしましたよ。しかも、歌詞、間違っていますし。

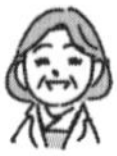

あら、そう？　この歌を口ずさむとね、心がじ〜んとするの。つらいことがあったときにはいつもこうして乗り越えてきたのよ。

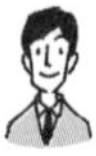

ああ、それ、わかる気がします。わたしはね、ミスチルが好きですね。

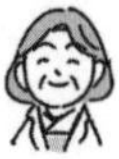

ミスチル、うんうん、わたしも知っているわ。

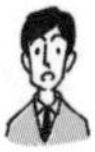

へえ、先生、ミスチル聞くんだ。

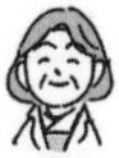

音楽だけじゃないわ。写真や動画、香り、動作など何でもいいの。これをやれば気分がよくなるという何かを10個くらい用意しておくといいわよ。今思いつくことを言ってみて。

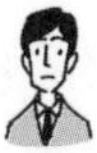

そうだなあ、う〜ん。テレビの野球中継を観ると夢中にはなりますね。あとは、風呂は好きです。それから……、う〜ん、急に言われると出てこない。

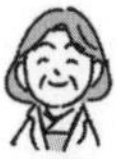

その場ですぐにできることがいいわ。立ち上がって窓を開けるとか、その場でジャンプとかハミングとか。時と場所を選ばずにできることがたくさんあるといいわよ。その時によって、できることとできないことがあるでしょう？　**簡単なものでもいいからたくさん見つけておいてね。**

さてと、ひと通りお話ししたわね。じゃあ、今日の話をまとめておきましょう。慢性痛についてはわかりました？

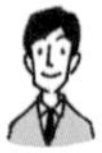

ええ、なんとなく。腰だけじゃなくて、脳での痛みの感じ方も関係しているってことですよね？

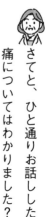

そう。それで何をすればいいんでしたっけ？

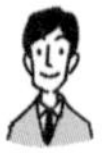

痛みのメカニズムを理解して、カラダを動かすこと。睡眠も大事。いい気分になることと、痛みにアンテナを立てないこと。

そうね、それであなたの場合は？　具体的に教えて。

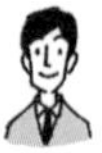

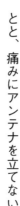

まずは、座りっぱなしにならないように工夫します。なるべく1時間に1回は、カラダを動かします。それと、風呂で鼻歌でも歌います。

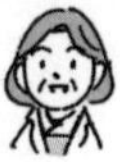

いいわね。すぐに変化がなくても焦らないでね。**慢性痛はね、ある日突然痛みがゼロになったりはしないの。痛みのことを気にする時間がだんだん減っていき、気がつくといつの間にかよくなっている**から。

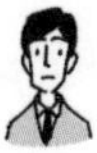

だいたいどのくらいかかるんでしょうか？

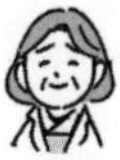

それは正直わからないわ。あなたの行動にもよるから。

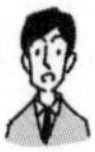

わたしの行動次第？

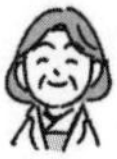

そうよ。あなたを健康にできるのは、あなた自身だけなのよ。

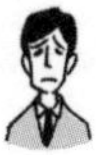

いやあ、厳しいなあ。腰痛は病気なんだから、誰かに治してもらうものだと思っていましたよ。

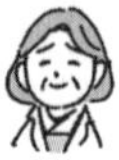

そうね、たとえば手術が必要な病気なら医師を信頼してお任せするしかないわね。でもあなたの腰痛はそうじゃないから。

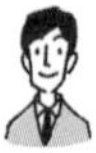

自分でマネジメント、ですよね？

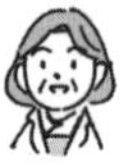

一部の例外をのぞき健康は自分の課題よ。生活習慣（食う、寝る、動く）とこころの状態（考える、感じる）を整えること。ほとんどの腰痛はこれで改善します。もちろん、眠れないほど痛いときなどは、医療の力を遠慮なく借りましょう。でもね、**力を借りることと治してもらうことは違う**のよ。

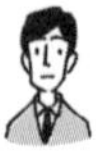

自分の課題か……。まあ、たしかに、食う、寝る、動くは、かわりに誰かにやってもらうわけにはいきませんもんね。ちょっとわかってきました。それに、座りっぱなしをやめたり、質のいい睡眠をとったり、いい気分で過ごすことを増やすと肩こりや胃痛もよくなるような気がします。

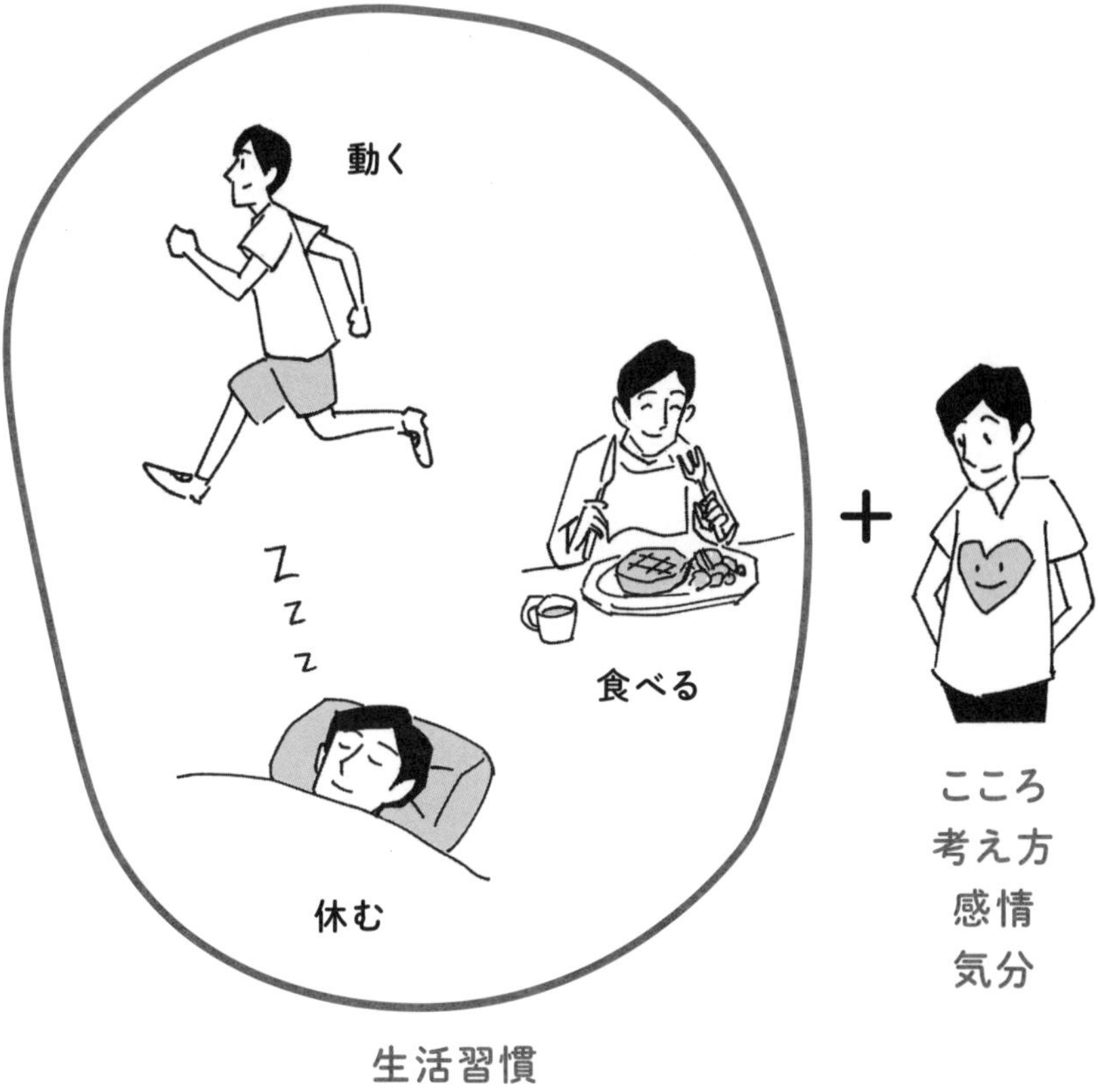
動く
食べる
休む
生活習慣
＋
こころ
考え方
感情
気分

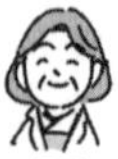

肩こりや胃痛だけじゃないわ、生活習慣とこころの状態を見直すことで人生が変わるわよ。**腰痛の改善は人生の改善でもあるの**。

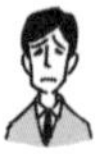

それはちょっと……、言いすぎですよ。

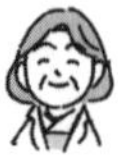

いいえ。そのうちあなたにもわかるわ。腰痛などの症状はね、カラダからのメッセージよ。それがどんなメッセージなのか、自分で見つけ、対処する。それが自分の人生の主導権を握るということ。

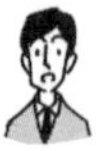

人生の主導権？

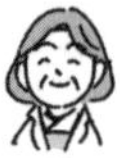

そう。この人生は他の誰のものでもない、わたしが責任を持つべきわたしの人生なんだって実感できるわ。

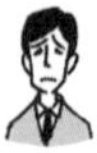

ほんとかなあ？　でもまあ、今日のお話で腰痛は腰だけの問題じゃないってことはな

んとなくわかりましたよ。

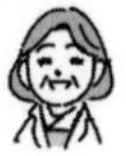

よかった！　じゃあ、今日はこの辺にしましょう。

――椅子から立ち上がったとき、男性は腰の痛みが軽くなっていることに気がついた。話すだけで治るという口コミは本当だったのだ。腰痛は腰だけの問題じゃない。そして、自分でできることがたくさんある。今までとは違う考え方に触れ、新しい扉が開いたように感じた。

あなたへの質問

- ここまでのワーク（自分の腰痛について書き出すこと）で、気がついたこと、感じたことはありますか？

- 生活習慣についてどこを改善しますか？
そのためにどんな行動を起こしますか？

- すぐにいい気分になれる何かを10個つくりましょう。

1回目まとめ

- 自分の腰痛について把握する。
- 腰痛の原因は腰だけにあるわけではない。
- 急性痛と慢性痛の違いを理解する。
- 痛みと脳との関係を理解する。
- 現時点で、もっとも効果的なのは「知識」+「運動」。
- 痛みがあってもなるべく日常生活を維持する。
- 質のよい睡眠も大切。睡眠のためにも運動が必要。
- いい気分は痛みを鎮める働きを強くする。
- 痛みに対してアンテナを立てない。
- いい気分になるためですぐにできる対処法を持つ。
- 健康は自分の課題だと自覚する。

具体的な行動 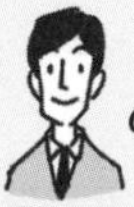 の場合

- 座りっぱなしを避ける工夫をする。

具体的には

・スタンディングデスクの使用
・スマートウォッチで座りっぱなしアラーム
・アプリで毎日のタスク管理

- 散歩をする、太陽を浴びる。
- いい気分になれることを見つける。

2回目

それから2週間が経った。
男性は前回と同じように、
痛みで顔をしかめ、
腰をさすりながら
診察室に入ってきた。

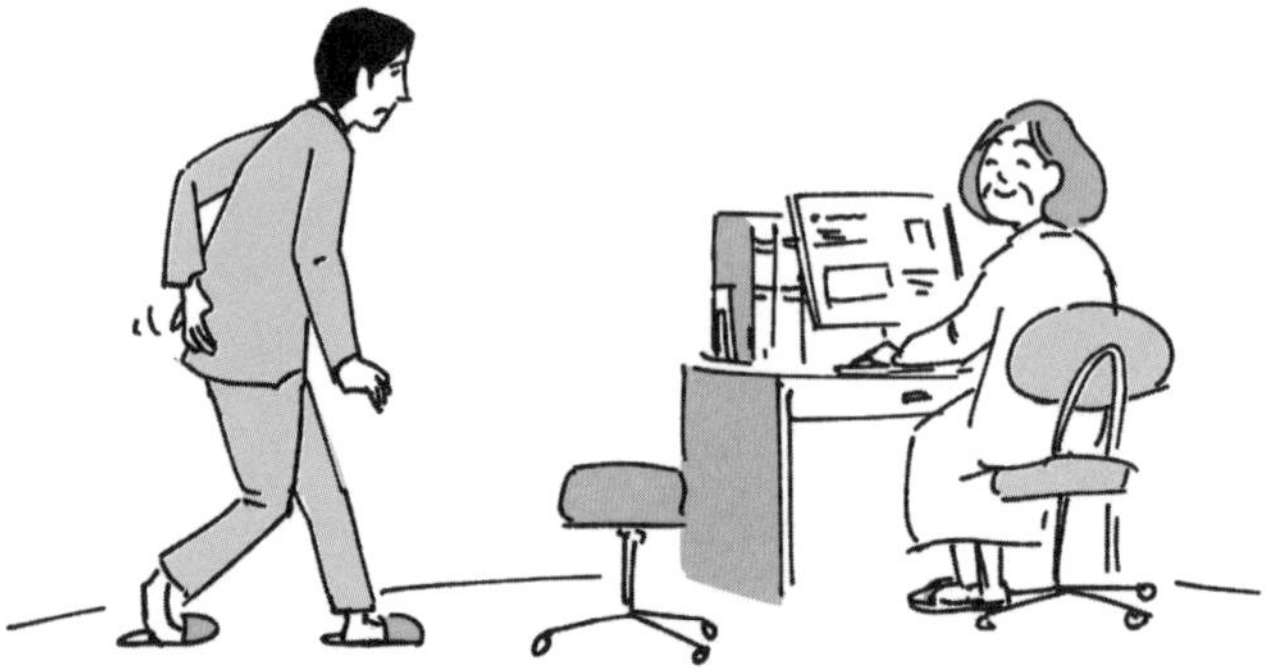

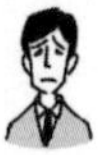
よろしくお願いします。前回の帰り道は痛みがほとんどなくて。こんなことは久しぶりでした。お話をしただけなのに不思議です。

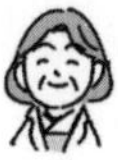
そう、それはよかった。お役に立ててうれしいわ。

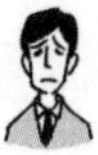
でも……、ヌカ喜びでした。次の日からはまた同じような痛みがあって。少しよくなったと喜んではまた落ち込む。やっぱりわたしの腰はもうダメですね。

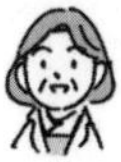
そう。ところで、何か行動はしてみたのかしら？

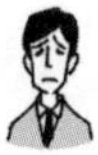
スタンディングデスクを買いましたよ。こまめにストレッチやスクワットもしています。行けるときには散歩もしています。できることは全部やっているのに、それなのに全然、変わらないんです。

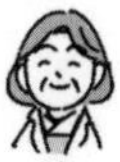
全然？　ほんとに全然？

そう言われると……。**少しは、いいときもあったかも？**

痛みは脳で感じているというお話はしたわよね。痛みの感じ方はそのときの脳の状態によって簡単に変わるのよ。たぶんあなたは、痛みがゼロにならないと、よくなったと認められないのね。

ああ、たしかに。ほんの少しよくなっただけでは、よくなったことを認めたくないのかもしれません。

人間、探せばどこかは痛いものよ。たとえばそうね、首を左右に思いっきり曲げてみて。突っ張るというか、引っ掛かるというか、痛いと言えば痛くない？

（首を曲げてみる）う～ん。ああ、はい。思いっきり曲げると、たしかに痛いですね。今、ボキッていいました。

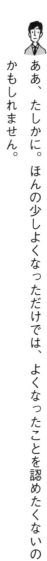

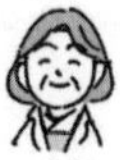
前屈をしたり、ねじったりして、こうすると痛い、ああすると痛いとわざわざ腰の痛みを確認していない？

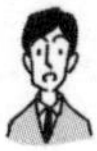
それ！　やっています。今日の痛みはどうだろうって。痛みがないと、あれ、おかしいなって。そうか、痛みを探していましたね。痛みにアンテナを立てるなと言われていたのに、つい。

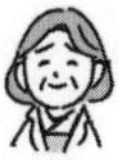
長い間それが習慣になっていたのだから、仕方ないわよ。習慣を変えるのには時間がかかるわ。だから焦らないでほしいの。

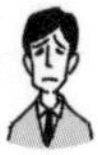
こうやってお話をうかがうと、そうだなあと思うんですが、一人でいるとどうしても痛みに意識が向いてしまうんですよね。

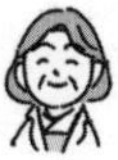
それはそうよ。**痛いんだから気になるに決まっているわよ。だからこそ、工夫が必要**なのよ。

ああ、この前の話ですね。気分がよくなる何かを10個。

そうね。それから安心できる知識も必要よ。おすすめなのは、読書療法よ。腰痛についての適切な情報が得られるし、24時間手元に置いておけるし、なにしろ本代しかかからないのがいいわ。

なるほど。**痛みが気になって仕方のないときはすぐに本を開けばいい**のか。

あのね、痛みを忘れるのにも時間がかかるのよ。たとえばそうね、5年間お付き合いしていた彼女がいたとして、お別れして2週間で忘れられると思う?

2週間は短いと思いますけど、でもそれは、それまでの関係性や別れ方によっても違うんじゃないですか。

どういったお付き合いなら忘れがたいの?

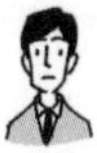
長くて深いお付き合いで、心に深く残る出来事があったとか。

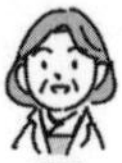
腰痛にたとえると？

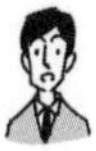
え？　腰痛に？　そうだなあ、腰痛歴が長くて痛みが強い、そして、すごく大変な目にあった経験とか。

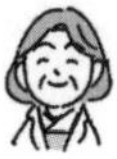
そうね。強い痛みの記憶は、今の痛みにも影響するのよ。別れたあとも恋人を思い出して、胸が苦しくなったりするのと同じよ。じゃあ、次は別れ方。どんな別れ方だと忘れがたい？

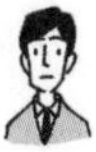
納得がいくかどうかじゃないですか？　ある日突然、わけもわからず別れを切り出されると、ずっと悶々《もんもん》としそうです。反対に、自分で決めて、話し合って、お互いが納得できればいい思い出に変わるような……。

腰痛で言うと？

う〜ん、痛みのメカニズムを理解し納得し、自分で痛みを治すんだと決断することでしょうか。

そうそう、その調子。あとは……、別れたときの状況も関係するわよね。すでに好きな人がいて、その彼女に夢中なら元カノのことは眼中にないでしょう。

まあ、そうでしょうね。あっそうか、腰痛の場合も同じか。腰痛以外のことで頭の中をいっぱいにすればいいんだ。

そうなの。腰痛以外の楽しいことでね。

はは、面白いですね！　まさか元カノの忘れ方と腰痛の治し方は同じだったなんて。

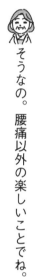

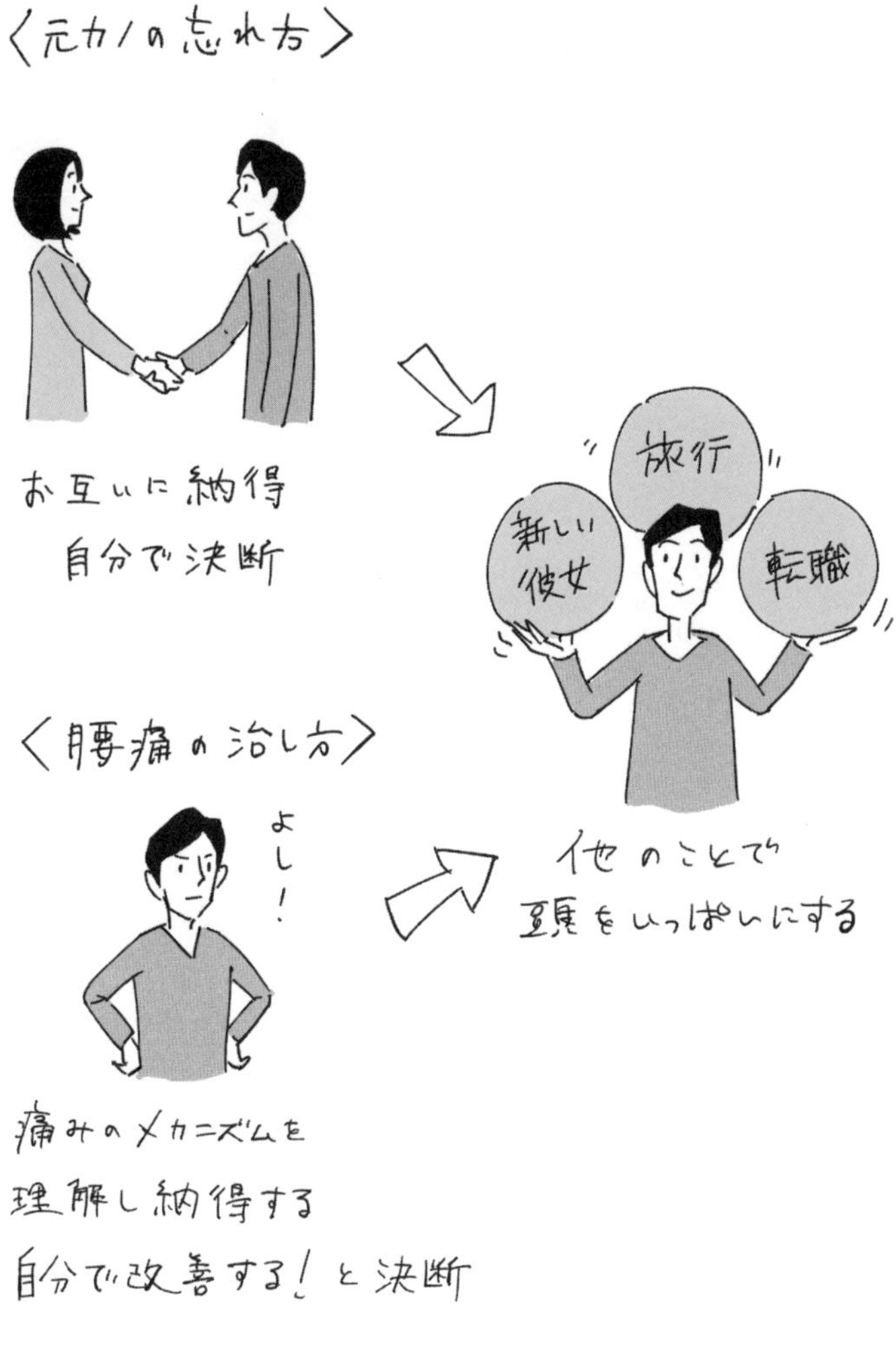
〈元カノの忘れ方〉
お互いに納得
自分で決断
旅行
新しい彼女
転職
他のことで
頭をいっぱいにする
〈腰痛の治し方〉
よし！
痛みのメカニズムを
理解し納得する
自分で改善する！と決断

あれ？　ちょっと待ってください。元カノの写真や手紙を毎日見直していると、なかなか忘れられませんよね。でもさっきは、安心できる情報を側に置いておきましょうって。

何が必要なのかは、そのときによって違うのよ。痛みに対して不安なときには安心できる何かが近くにあるといいわよね。でも、他のことに意識が向いているときには、わざわざ腰痛のことを考えなくてもいい。そのとき、自分に必要なものは何なのか？それがわかるのは自分だけ。

ああ、だから自分で自分の腰痛の全体像を把握する必要があるのか。**その時々で判断するのは自分。自分で決めなければいけない。**主導権を持つってこういうことですね。

慢性の痛みの改善に必要なのは、学ぶことと自立よ。適切な知識を持つこと、今の自分に必要なものを自分で考え、選び、行動することなの。

さてと、腰痛のことを早く忘れられるよう、新しい彼女をつくりましょう。

え？　いや、わたし、結婚していますし。それはちょっと。

ふふ、まじめなのね。たとえ話に決まっているでしょ？

なんだ、びっくりしましたよ！

新しい彼女は冗談だけど、恋愛、結婚、離婚や転職など、人生の大きな転機がきっかけで痛みが改善する人は少なくないのよ。

ああ、それ、なんとなくわかる気はします。腰痛どころじゃない、腰痛にはかまっていられない状態になりますもんね。

腰痛のことを忘れられるくらい、何かに夢中になってみれば？

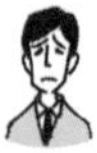

う～ん。それが、これといって思いつかないんですよ。

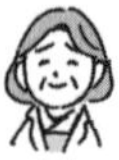

子どもの頃に夢中になっていたことや、一度やってみたかったこと。ちょっとしたことでもいいのだけど。

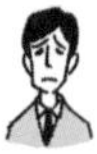

う～ん、う～ん。子どものときは野球が好きでしたが、今やりたいとは思わないしなあ。何だかここ最近、何に対しても意欲が湧かないんですよね。疲れているのかなあ。

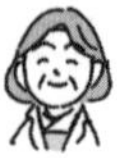

じゃあちょっと想像してみて。もし、仕事も家族もお金も、何の制限もないとしたら、どこで何をしたい？

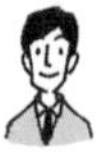

そうだなあ……。南の島、あまり人がいない静かな島の砂浜で、一人でぼーっとして、ビールを飲んで、うとうと昼寝をして、本を読んで、ちょっと泳いで、また昼寝して……。

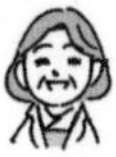
それ、実現可能よね。行きましょうよ、南の島。

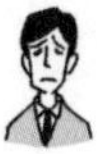
無理ですよ、無理。夏休みやお正月ってむちゃくちゃ旅費が高いんですよ。それに、一人旅なんて。妻に切り出すことを考えただけでも恐ろしい。

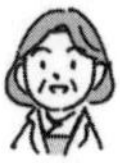
そう？　計画だけでもしてみましょうよ。痛みを抱えながら毎日毎日、一生懸命働いているのよ。1週間くらいのんびりしてもバチは当たらないと思うけど。

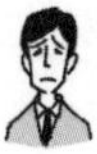
ないです、ない。可能性ゼロです。

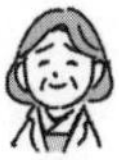
実際には行かなくて想像するだけでも、脳の報酬系は元気になるのよ。いつ、どこの島に行きたいのか？　検索したり、写真を見たりしながら、具体的にイメージしてみましょう。旅行だけじゃないのよ。この先の人生、自分はどこで誰と何をしていたいのか？　どう生きたいのか？　自分にとって大事なものは何なのか？

あ、あの、すみません。急に話を変えますが、どうしても気になるんです。たしかに何かに夢中になれば痛みの感じ方が弱くなるだろうとは思います。でも、それって「臭いものにフタ」をしているのと同じじゃないですか？

それ！　いい質問。つまり、痛みをごまかしているだけと感じるのよね？

ええ、そうです。ちょっと私の姿勢を見てください。よいしょ。（立ち上がる）ほら、肩の高さが少し違うでしょう？

そうね。右の肩が左に比べて少し下がっているわね。

学生のときに右のアキレス腱を切ったんですよ。それで左右のバランスが悪いんです。そういうのも腰痛の原因でしょう？

じゃあわたしの姿勢も見てくれる？（立ち上がる）

あっ、先生も姿勢が悪いんですね。背中がまるい。

背骨を上から順番に触ってみて。わかるかしら？　わたしね、側彎《そくわん》症といって、子どものときから背骨が歪んでいるのよ。

じゃあ、先生も腰痛でご苦労されたんでしょうね。

いいえ。腰痛の経験はあるけれど、ずっと痛いわけじゃないわ。背骨はずっと歪んでいるけれど痛いわけじゃない。

え？　どうして痛くないんですか？

逆にどうして痛いの？

だって、左右のバランスが悪いと、片方に負担がかかるから。

負担？　負担がかかることでカラダは強くなるのよ。

でも、それは負担の程度にもよりますよね？

それはそうよ。まったく運動をしていない人が急に走ったらどこか痛くなるわよ。でも、毎日少しずつ、走り続けたとしたらカラダは順応して強くなるでしょ？　世の中には、事故や病気で、片腕や片足を失い、左右差が大きくなる人もいる。でも、全員が腰痛になるわけじゃないのよ。

ああ……。そっか。そういえばそうですね。わたしの祖父なんて90度くらい腰が曲がっていますけど、元気に家庭菜園で野菜をつくっていますよ。

目で見える構造上の異常と痛みとは別の問題なの。まったく関係がないとも言い切れないけれど、それが原因だとも言えないの。わたしもそうだけど、高齢者の背骨は、見た目ガタガタよ。でも、みんながみんな腰痛じゃないわ。

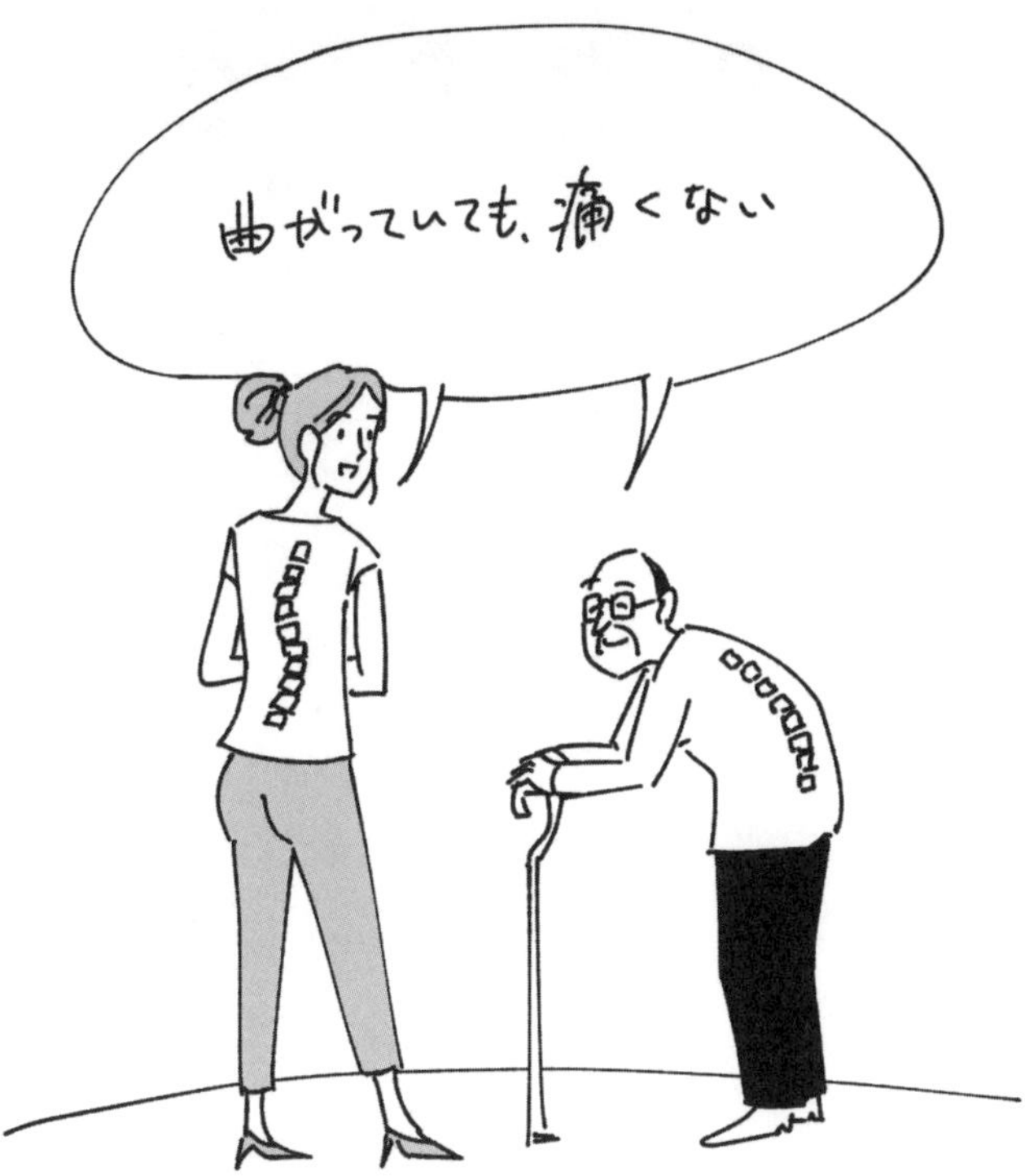

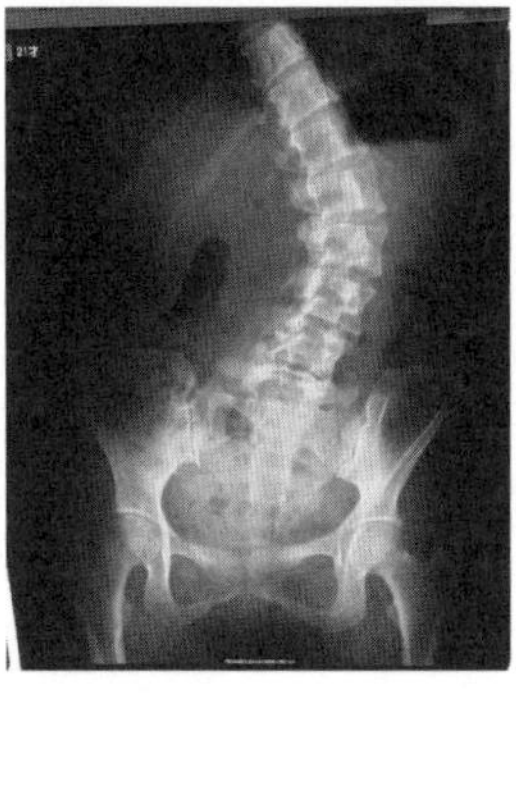

←脊柱側弯症でも
腰痛のない方もいます。
「構造の異常=痛み」
ではありません。

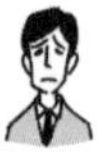

でもね、わたしの腰はやっぱり普通じゃないと思うんです。だって、くしゃみをしただけで痛みが出るんですよ。弱すぎますよね？

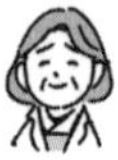

くしゃみはきっかけに過ぎないのよ。その前に、痛みを起こしやすい状態があったわけだから。

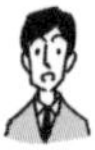

痛みを起こしやすい状態って？

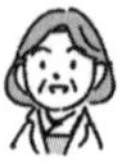

過去に腰痛が悪化したのはどんなときだった？

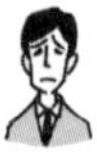

う～ん、そうだなぁ……。仕事が忙しくて、残業で座りっぱなしだったり、睡眠不足だったり、納期に追われて焦っていたり、あとは急に環境が変わったり。そういうのも関係があるんでしょうかね。

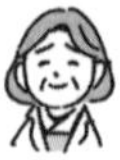

少なくとも腰が弱いから、ではないと思うわよ。

でもなあ、長い間、腰痛持ちで腰が悪い、腰が弱い、と思ってきましたからね。なかなかその考えを変えるのは難しいです。

難しいからできない、ではなく、どうやったらできるのかを考えましょうよ。今までの人生で、難しいからできないと思っていたけれど、やってみたらできたという経験、何かある？

う〜ん、そうだなあ。学生の頃から英語が苦手で、一生英語とは縁がないと思っていたんです。でも仕事で必要になって、勉強して、今はむしろ得意なほうで、後輩の教育係をやっています。

どうやったらできるようになったの？

仕事ですからね、必要に迫られて、毎日、英語に触れていましたから。時間はかかりましたけどね。

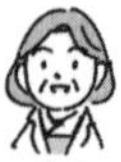

毎日、そして時間がかかるのね。よく覚えておいて。簡単ですぐ、ではなく、毎日で時間がかかるのよ。

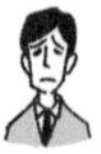

う～ん。できれば、簡単、すぐに治りたいですけどね。

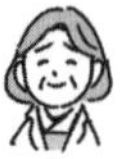

そんな方法があれば、日本にこれほどの腰痛患者さんはいないわよ。さて、自分の腰が普通に丈夫だ、と思えるように今日から何をやりましょうか？

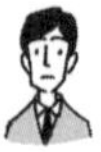

そうだなあ、やっぱり運動かなあ。直接腰に関係がなくても、筋トレするとカラダに自信がつくような気がするんですよね。スクワットとか腕立てとか、簡単にできそうなことからやってみようかな。

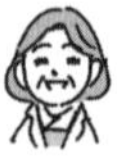

いいわね。無理せず、少しずつ負荷を増やしていってね。さて、今日のお話を一言にまとめると？

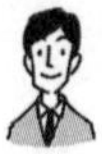

焦らないってことですね。毎日、少しずつ行動を変えて、自分の腰に自信をつけていきます。それと新しい彼女を探す……。

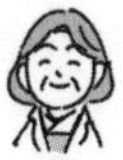

見つかるといいわね。でもそれも焦らないでいいのよ。

――椅子から立ち上がったとき、男性はまたもや痛みが軽くなっていることに気がついた。自分の腰は弱くも悪くもない。そう思えるようになるために、自分に何ができるのか？　そして、夢中になれる楽しいこととは？　男性の頭の中は痛み以外のことでいっぱいだった。

あなたへの質問

- もし、何の制限もなければ、
どこで何をしたいですか?

- 自分の腰にどんなイメージを持っていますか?
そのイメージを変えるために何ができますか?

- 夢中になれることはありますか?

2回目まとめ

- 痛みの確認を習慣にしない。
- 習慣を変えるには時間がかかる。
- 手元に安心できる情報を置いておく。
- 腰痛以外のことで頭をいっぱいにする。
- やりたいことをイメージするだけでもOK。
- 構造上の異常と痛みを結びつけない。
- 自分の腰に対する「悪い」「弱い」というイメージを塗り替える。

具体的な行動 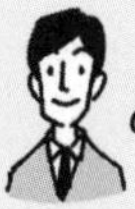 の場合

- 読書療法。本書を手元に置く。
- 腰が弱いというイメージを変える。そのために、筋トレをする。
- 夢中になれることを探す。

3回目

それから1カ月が経った。
男性は今まで以上に痛みで顔をしかめ、
歩くのもやっとという感じで
診察室に入ってきた。

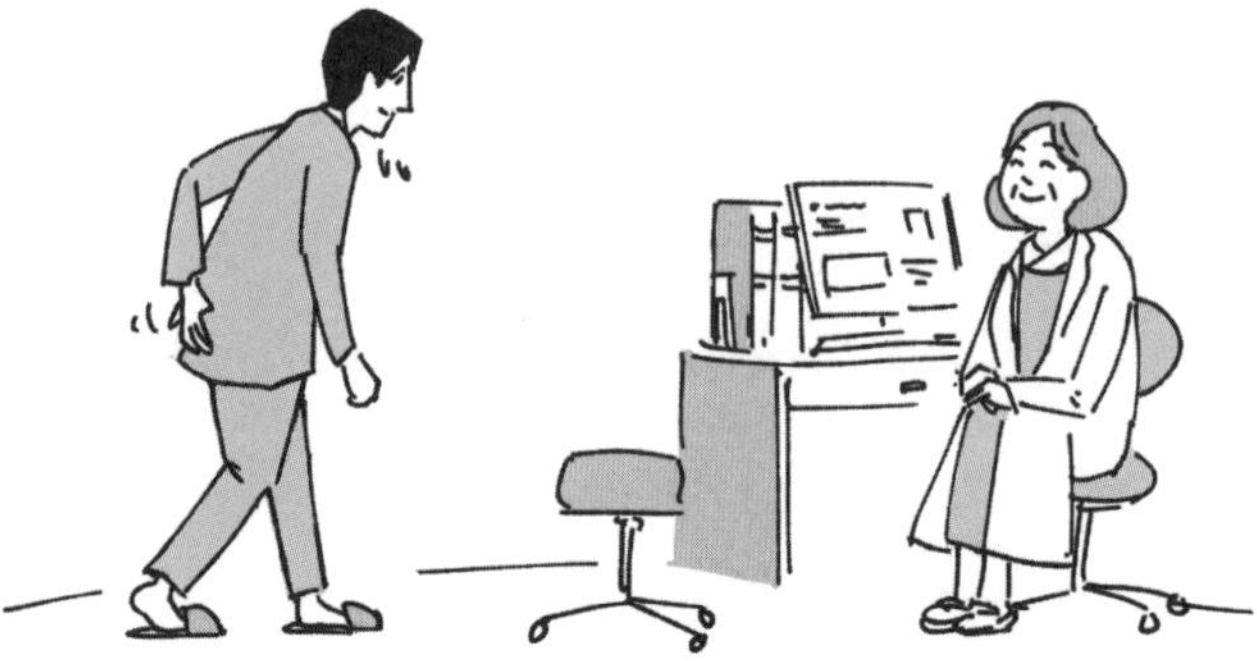

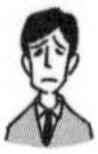

よろしくお願いします……。

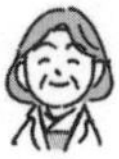

あら、こんにちは。1カ月ぶりね。

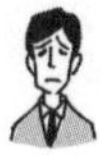

はい。おかげさまで、このところとても調子がよかったんです。

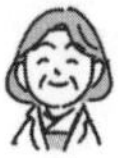

そう、それはよかった。

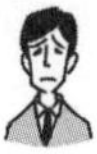

でも、また腰をいためてしまって。一昨日、家の模様替えをしたんです。筋トレのおかげで自信がついてきたのもあって、机やベッドを動かしてみたんです。今までだったら絶対にやらなかったけど、思い切ってやってみたんですよ。その日は何ともなかったんですけど、翌日、つまり昨日の朝からまた痛みが強くなってしまったんです。

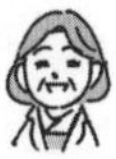

そうだったの。挑戦してみたわけね。

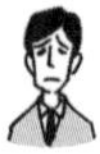

でも、また逆戻りですよ。このくらいのことでいちいち痛みが出るなんて。やっぱり、わたしの腰はダメなんです。

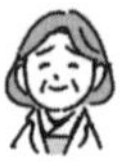

机やベッドってそうとう重いでしょ？

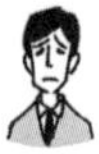

でも、妻や息子も一緒に動かしたんですよ。それなのに、彼らの腰は痛くなるわけじゃない。わたしだけが痛くなるということは、やはりわたしの腰は弱いってことですよね。これから先も、ずっとこんな感じなんでしょうか？　ちょっと無理をすると痛くなってしまう。**こうやって、腰に気を使いながらびくびくと生きていくしかないんでしょうか？**

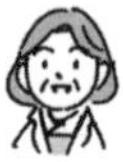

ちょっと立ってみましょう。

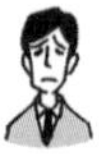

はい（いてて）。

今日はここまでは歩いてきたのよね。歩いていると少しは楽？

ええ、今は座っているほうがつらいので。

じゃあ、このまま部屋の中をゆっくり歩きながらお話を続けましょう。つらくなったら遠慮なく言ってね。

はい。

ある患者さんはね、手術をしたけれども痛みがとれなかったの。その後、リハビリをかねて毎日海辺を散歩していらしたのだけど、ひょんなきっかけでサーフィンを始められたのね。なんとそのとき70歳！　それからはじょじょに痛みが減ったそうよ。今では80歳の現役サーファーなんだから。

へえ。

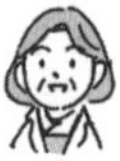

格闘技の試合に出ている方、ダンサーになった方、トライアスロンを始めた方、マスターズ水泳の選手になった方……、みなさんここで、今のあなたと同じことを言っていたわ。腰が悪いとか弱いとか、一生このままだとか。

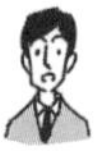

え？　ほんとに？

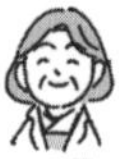

たとえ10年もの間、強い痛みがあったとしても腰痛は克服できる。たくさんの患者さんからわたしが教わったことよ。

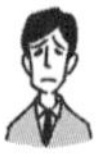

すごい、うらやましい。わたしもそうなれるでしょうか？

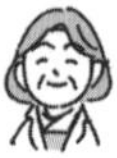

人間のカラダはすごいのよ。人類の歴史を見ればわかるわ、わたしたちの祖先がどれだけ過酷な環境を生き抜いてきたのか知っている？　カラダにはその力があるの。今は使っていないだけで、あなたのカラダにだって潜在的な力はある。カラダを過小評価しないで。

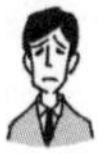

……。

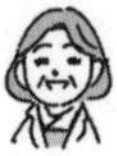

大丈夫よ。この1カ月、調子がよかったんでしょう？　それはあなたが行動を起こしたからよね。何がよかったのかしら？

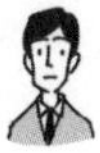

う〜ん、まあ、座りっぱなしに気をつけたり、筋トレを始めたりといろいろ試していますが、一番はあれかな。妻とウォーキングをするようになったんです。

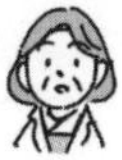

あら？　奥様と一緒に？　たしか無理って言ってなかった？

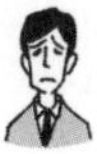

いや〜、それが……。ここ最近、妻とはケンカが絶えず関係が悪かったんですけどね、ダメもとで誘ってみたらなぜかいい返事がもらえて。一緒に歩くことで会話も増えて、それで部屋の模様替えの話になって、まあ、こんなことになっちゃったんですけど。

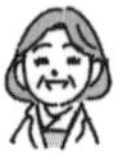

奥様との会話が増えたのね！　よかったわね。家庭が安心できる居場所なのか否かでは大違いなのよ。

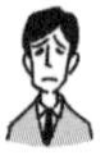

そんなもんですかね。

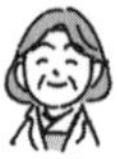

睡眠の質もよくなったんじゃない？

ええ、そう言われれば以前に比べると深く眠れるようになりました。休日の朝もすっきり目が覚めるんです。家でだらだらするのがもったいなく思えて、出かけることが増えました。そしたらお腹がすくので、ラーメン屋めぐりをするようになって。とにかく行動範囲が広がりました。

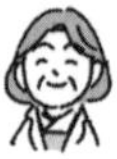

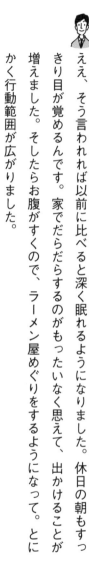

そうなのね。動くことで、睡眠の質がよくなり、意欲が湧いて、ますます動けるようになる。よい循環が回りはじめたのね。今までは、痛いから動かない、動かないから眠れない、眠れないから意欲が湧かないという悪循環だったのよ。

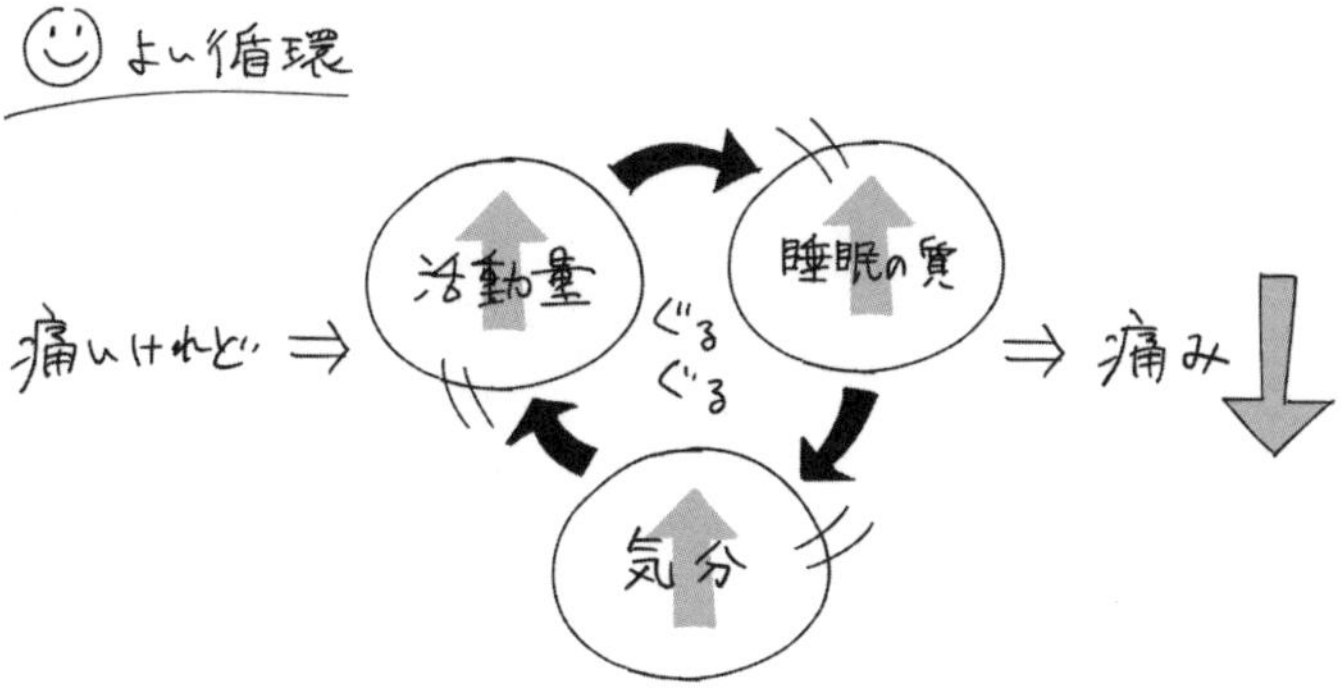
よい循環
活動量
睡眠の質
気分
ぐるぐる
痛いけれど ⇒
⇒ 痛み

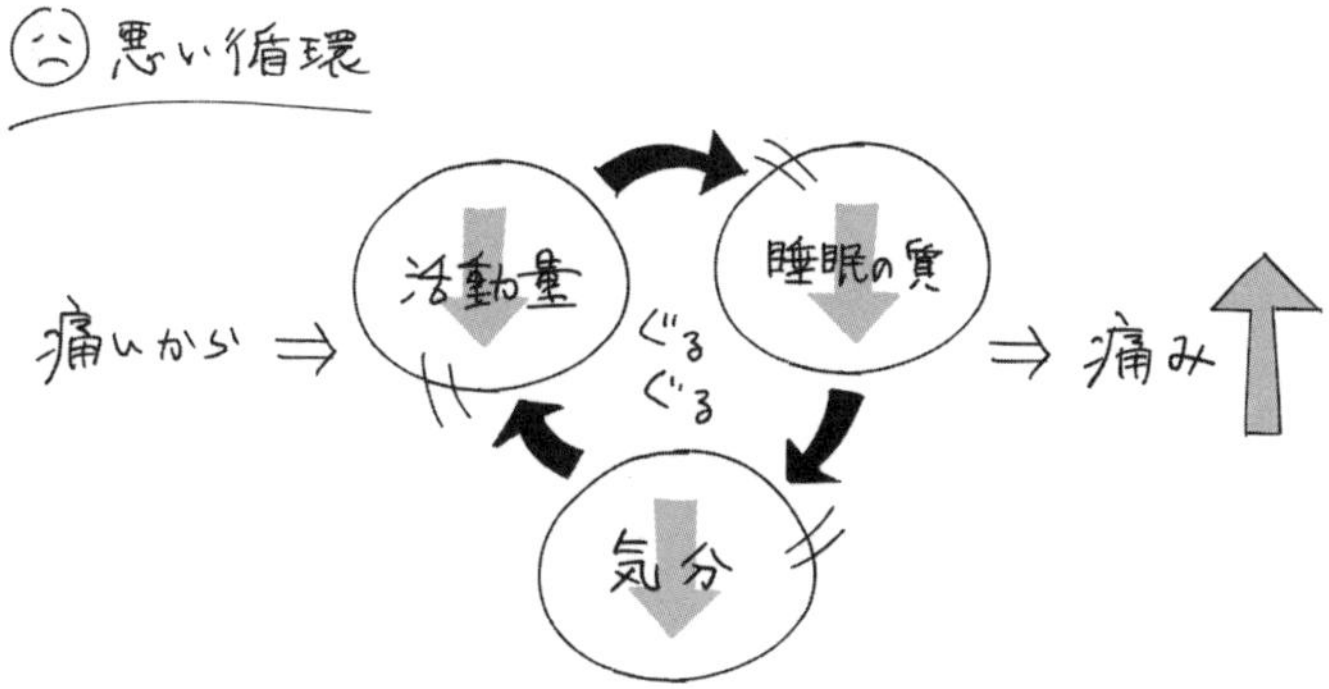
悪い循環
活動量
睡眠の質
気分
ぐるぐる
痛いから ⇒
⇒ 痛み

生活習慣や家庭や仕事も関係があるってことですね。そういえば先週、働き方について考え直すきっかけがあったんです。

へえ、そうなの。よかったら聞かせて。

何カ月か前に社内の組織に大きな変更があって、ある日突然在宅勤務になったんですよ。こころの準備もなく急に家にいる時間が増えたもんだから、妻と息子にうっとうしがられてしまいまして。まあ、それで関係が悪化したんですけど。

そうだったの。

それが先週になって、今度はまた急に毎日出社しろ、ですよ。うちの会社の決定はいつも突然でね、こっちの事情はまったく考慮してもらえない。ただただ、振り回される一方でね。正直なところ、ちょっと腹が立つというか……。

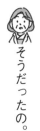

それで？

前回ここへ来たとき、もし、何の条件もなかったらどこで何をしたい？　と聞かれたじゃないですか。それで、まじめに考えてみたんですよ。自分はどこでどんなふうに働きたいんだろうって。

ええ。

わたし、富山出身なんですね。立山連峰を見ながら海のそばで育ったんです。子どもが巣立ったら富山に帰るのもいいなあ、とは思っていたんですが、工夫すれば今すぐにでも可能かもしれないって。しばらく在宅勤務をやってみて、出社しなくても困らないことに気がつきました。出社は週に1日であとは在宅。ネット環境さえ整えれば、週の半分を富山の実家で過ごすこともできるんじゃないかって。実は一人暮らしをしている母のことも気にかかっていたんですよね。

そうなのね。実現できるといいわね。

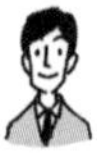

簡単ではないですけどね。会社との交渉も必要だし、場合によっては、転職や独立も考えることになります。ただね、**考えるとわくわくする**んです。こんな気持ちになったのは久しぶりなんですよ。

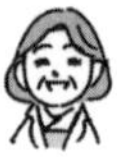

ふふ。よかったわね。とてもいい顔をしているわよ。じゃあ、そろそろ座ってみましょうか。

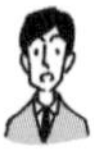

はい。（椅子に座る）

あれ？　あれれ？　来たときとは全然違う。痛みがありません。え？　ほんとに？　さっきまで歩くのもやっとで……、うそじゃないんです。ほんとに痛かったんですよ。

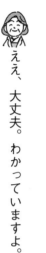

ええ、大丈夫。わかっていますよ。

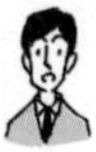

ちょ、ちょっと待ってください。（立ったり座ったりを繰り返す）

うわっ、これすごいわ。いや今までもね、ここに来た帰りは痛みが軽くなっていたんですよ。でもそれは、10段階でいうと2か3の痛みが1になったくらいでしたが、さっきまでは8か9の痛みでしたからね。それが今は0・5くらいですよ。信じられない。

ふふふ、不思議よね。

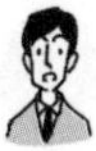

しかも先生はわたしの腰には触れていないんですよ、腰どころかカラダにも触っていない。どうしてこんなことが？　……あ〜そうか、そうか。脳だ。これからの働き方について話をしていたとき、わたしはたしかにわくわくしていました。それで脳の報酬系が活性化して、痛みのブレーキが働いた？

そうかもしれないわね。

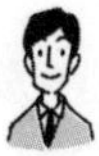

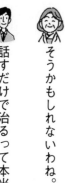

話すだけで治るって本当なんですね。

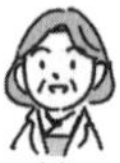

治るとはちょっと違うわね。痛みの一時的な軽減。そもそも痛みを一時的に減らすのは、そう難しいことではないのよ。

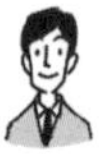

脳と痛みの話、先生には悪いんですけど、今まではどうもピンと来ていなかったんですよ。でも、今日、ここで実際に自分のカラダで体験して、はじめてその通りだって実感しました。

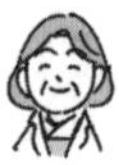

そうよね。**まずは知識、次に行動。**半信半疑でもいいから行動してみることで痛みの改善を体験できる。これを何度か繰り返すうちに自分のカラダのことがよくわかり、自分の健康を自分でマネジメントできるようになるのよ。

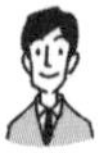

知識と行動と体験はセットなんですね。

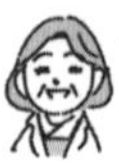

あなたはこの1カ月半、いろんな行動を試してみて、結果、調子がよくなったのよね。そして今日、知識と体験がつながった。これでもう腰痛は怖くないわね！

う〜ん、どうだろう？　強い痛みに襲われたらきっとまた不安になると思います。でも、そうだな、今までとは全然違います。自分で何をやればいいのかを知っていますから。それに……。

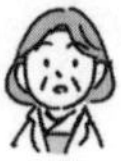

それに？

腰痛の改善が人生の改善だという意味も少しわかった気がします。先生に会わなければ、妻との関係も悪いままだったでしょうし。仕事だってそうです。あのまま会社に振り回されて、ストレスをためていたはずです。

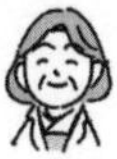

そう言ってもらえると本望だわ。ここで、一人で、この診療所を守ってきて、ほんとうによかった。……ここはね、20年前に夫と一緒に始めた診療所なのよ。でもね、開業してしばらくたって、夫は亡くなってしまったの。

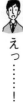

えっ……！

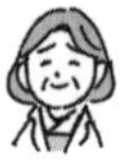

おそらく過労。前の病院とこの診療所をかけもちして、睡眠を削って働いていたからね。夫はしょっちゅう腰が痛いと言っていたわ。わたしは、夫の痛みを取り除くことに一生懸命でね。整形外科の先輩に相談して、いろんな薬や注射を試したものよ。痛みはたしかに軽くなった。でも、生活は変わらなかった。その結果がね。

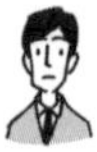

そんなことがあったんですね。

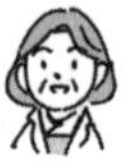

後悔しているわ。腰痛をなくすことしか考えていなかったことを。自分の視野が狭かったことを。

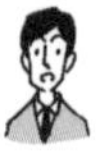

そうか、それで先生は……。こんなに長い時間、話を聞いてくれた先生もはじめてだし、人生がどうのこうのと言う先生もはじめてですよ。

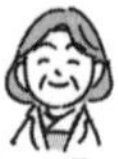

腰痛をおそれる必要はないの。でも、痛みは何かのサインよ。腰痛をきっかけに、生活全体や人生を見直し、自分を大切にしてほしい。そう願っているわ。

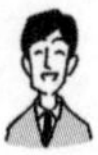
はい、ここにきてほんとによかったです。わたしのまわりにも腰痛持ちがたくさんいるんですよ。先生のこと、紹介しますね。

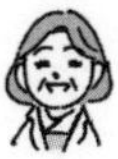
ありがとう。あなたがここで知ったことや体験したことを、ぜひその方たちに教えてあげて。

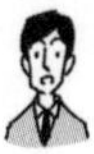
え？　わたしがですか？　聞いてくれるかなあ？

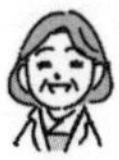
長年の腰痛を克服したあなたの言葉なら届くはずよ。

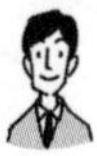
いや、まだ克服したとは……。

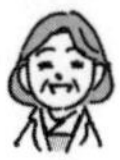
大丈夫、あなたならきっとできるわ。

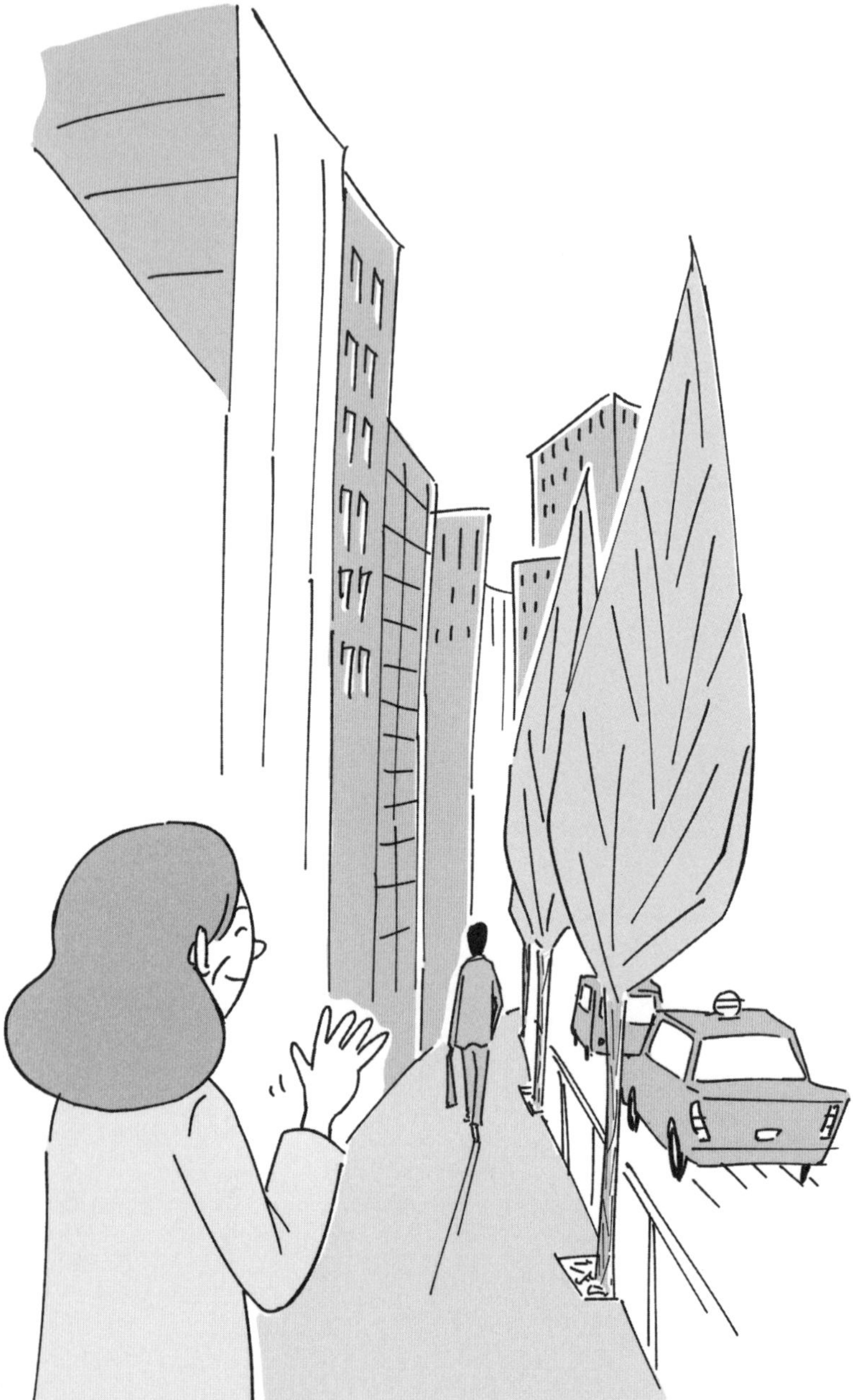

3回目まとめ

- カラダを過小評価しない。
- 何がよかったのかを考える。
- 悪循環を断ち切り、よい循環を回す。
- 知識と行動、そして体験を繰り返す。
- 腰痛をきっかけに人生を見直す。

あなたへの質問

ここまで読んでいただきありがとうございます。
読書前と読書後で「考え方」に変化はありましたか?
少しでも変化があった方は、さっそく行動を開始しましょう。

- さあ、あなたは、今日からどんな行動を始めますか?
そしてどんな行動をやめますか?

YOU　★★★★★ 1日前

『話すだけでは治りません』

長年にわたる腰痛持ちでしたが、こちらの診療所にお世話になり、ほぼ完治しました。
「話すだけで治った」という口コミがありますが、話すだけで治るわけではなく、行動が必要です。

わたしの場合、
・妻と毎日ウォーキングに行くようになった。
・出社日と在宅勤務日を自分で調整できるよう会社に働きかけた。
・3泊4日の一人旅に行った。

長年の腰痛のため、仕事でもプライベートでも意欲をなくしていましたが、おかげさまで充実した毎日を過ごしています。自分のことを大事に思えるようになりました。腰痛が治っただけではなく人生が変わりました。

おわりに

滋賀医科大学附属病院ペインクリニック科、学際的痛み治療センター
滋賀医科大学医学部附属病院、病院教授
福井　聖

この本は、腰痛持ちの方がセルフマネジメントできることを目的としています。30～50代の主にデスクワークの会社員、仕事はできる程度の軽度～中等度の慢性腰痛の方が対象です。手術、神経ブロック療法、心理的アプローチ、集学的アプローチが必要な重度の方は、専門の医療機関に相談していただければと思います。

本書を通して、腰痛・慢性疼痛についての知識を持っていただき、行動や考え方、生活習慣を変えることで、腰痛はセルフマネジメントできる。そのことをお伝えできたのではないでしょうか。

前半の福谷さんは、慢性腰痛による企業の経済損失を改善し、社員の腰痛を改善す

るようなアプリを開発し、健康経営推進で実績を上げています。

後半の伊藤さんは、慢性腰痛の認知行動療法を社会レベルで広げるため、読書療法の普及で実績を上げています。

今後、慢性疼痛の予防や健康寿命の延伸は、私たち医療者だけでなく、専門の垣根を超えた連携も大切になってくると考えています。


長引く痛み（慢性疼痛）に悩む国民は多く、2012年に行なった約4万人のサンプル調査から、日本全体で2315万人、人口の22・5％の方が、慢性疼痛で中等度以上の痛みに6カ月以上苦しんでいると推計されています。慢性疼痛は「生活の質(QOL: Quality of Life)」を著しく低下させ、労働生産性を妨げます。

社会経済に影響を及ぼす疾患についての調査では、慢性の痛みは43％と圧倒的に多く、その次にうつ病などの精神疾患がくるということもわかっています（米国通商会議所調査）。

日本では、一人あたりの1カ月の労働損失は、プレゼンティーイズム（出勤しているにもかかわらず、心身の健康上の問題により、十分にパフォーマンスが上がらない状態）による損失が、アブセンティーイズム（欠勤や休職、あるいは遅刻早退など、職場にいることができず、業務に就けない状態）によるものと比べ、概ね大きいということがわかっています。

そのなかでも、もっとも就労に影響している症状として選ばれたのは、世代を問わず「腰痛・首の痛み」でした。

1 0 0人あたりに換算した労働損失でも、20代を除いた労働世代のすべてで「腰痛・首の痛み」がもっとも大きいことがわかっています。慢性疼痛が今、それだけの経済損失につながっているのです。最近の東京大学の調査では、慢性腰痛による労働損失は、年間3兆円になることが報告されています。社会の活性化に、慢性疼痛の解決は必要不可欠の問題になってきているといえるでしょう。

また、本書でも少しお伝えしているとおり、オーストラリアのニューサウスウェールズ州では、慢性疼痛対策のための教育プログラムなどの普及に努め、日本円換算で2兆円もの医療費削減に成功しています。慢性疼痛が患者の生活の質を著しく低下させるだけでなく、大きな社会損失を発生させ、経済的にも大きな影響を及ぼすということは紛れもない事実です。この認識を国民全体で共有することが必要な時代になっているのです。

現代のストレス社会においては、慢性疼痛患者は器質的要素（身体の器官の、物理的な不調）に加えて、機能的・心理的要素、生活習慣が、不調の長期化や治療の難渋化に関わっているといわれています。

そのような背景から、欧米では国の主導による学際的痛みセンターが確立されてきました。そこでは、難治性の慢性疼痛患者に対して、ペインクリニック・整形外科・リハビリテーション・心療内科・精神科などの医師はもちろん、理学療法士・臨床心理士（公認心理師）・看護師らがチームを組み、身体面と社会生活面・精神心理面からサポートするという体制がとられています。

ちなみにＯＥＣＤ諸国では、学際的痛みセンターは国民２００万人に1施設程度の割合で設立されています。慢性痛治療の多職種による集学的治療では、薬物・神経ブロック・手術以外に、理学療法・心理的介入・生活指導・人間的指導などを組み合わせることが大事になってきており、その実践の場として活用されているのです。

日本でも、多職種が連携して診断・治療を行なう集学的診療体制と集学的痛みセンターの構築をはじめ、医療者の卒前・卒後教育体制の充実、痛みを悪化させないような労働環境づくり、痛みを持ちながらも社会復帰ができる仕組みづくりなどの総合的な対策の推進が、今後、これまで以上に必要とされてくるでしょう。

このような流れを受けて、実際、2011年からは、厚生労働省のもと、様々な研究事業や痛みセンター連絡協議会が始められています。しかし、残念なことに、慢性疼痛治療での患者を支える医療に必要となる、時間をかけた診療や学際的痛みセンターでのチーム医療・認知行動療法やマインドフルネスなどといった各種療法には診療報酬の基盤もなく、現実の医療に根付いているとはいえません。医療者側が時間的に大きなエフォートを割けない現状もあり、現時点では多くの患者が適切な治療を受けられず、医療と社会ニーズがミスマッチしている厳しい状況に置かれているのが実態なのです。2014年からは、野田聖子会長のもと、慢性の痛み対策議員連盟を設立、慢性の痛み対策基本法の実現と、医療環境・社会環境の改善に向けた超党派での勉強会を重ねています。

仕事や職場での人間関係のストレスは、自己肯定感を低下させ、「自分はどうしようもない」「自分には価値がない」という破局的な思考パターンや心のあり方・考え方につながっていくことがしばしばです。このような脳・精神の機能異常は痛みを慢性化・難治化させ、人間として生きる力・社会生活機能さえも低下させてしまいます。

そのような慢性の痛みに対しては、医療機関から提供される治療だけでなく、患者自らが行動や考え方を変化させて、運動や生活リズムの調整に取り組むことが重要であるというのは、本書でお伝えしてきたとおりです。「病は自分で治す」という意志を持ち、それに必要な支援を医療者から受けるのが、慢性の痛みに限らず、すべての病気の基本です。そして、そのための的確なアドバイスを的確なタイミングで行なう、というのが、医療者の中心的な役割なのです。

その一歩として、この本の出版がみなさまの痛みや人生の改善に少しでも役に立てばと考えております。

新型コロナウイルスによるパンデミックで、テレワークの推進など、社会環境・医療環境は激変しています。それと同時に、健康保険制度・介護保険制度・年金制度などの社会保障制度も、ぎりぎりで回っていることがわかってきました。健康は、自分で正しい情報を得て、自分で守る時代になってきています。一人ひとりは小さな力でも、課題を共有し、みんなの力を合わせれば、新しい時代、社会を切り開いていけるものと信じています。

最後に、このような機会を与えていただいた、日経BPの宮本沙織さんはじめ、日本いたみ財団、NPO痛み医学研究情報センターのスタッフの先生方には、多大な尽力をいただきました。心から感謝申し上げます。

参考文献・出典

・Attridge N, et al. "People in pain make poorer decisions." Pain, 2019 July, 160(7), 1662-1669, doi: 10.1097/j.pain.0000000000001542

・Burton AK et al. "Information and advice to patients with back pain can have a positive effect. A randomized controlled trial of a novel educational booklet in primary care." Spine (Phila Pa 1976), 1999 Dec, 24(23), 2484-91.

・Campbell LF, et al. "Integrating self-help books into psychotherapy." Journal of Clinical Psychology, 2003 Jun, doi: 10.1002/jclp.10140

・Campbell P, et al. "Prognostic indicators of low back pain in primary care: five-year prospective study." J Pain, 2013 Aug; 14(8), 873-83.

・Chen Y, et al. "Trajectories and Predictors of the Long-Term Course of Low Back Pain: Cohort Study With 5-year Follow-Up." Pain, 2018 Feb, 159 (2), 252-260.

・Chiu CC, et al. "The Probability of Spontaneous Regression of Lumbar Herniated Disc: A Systematic Review." Clin Rehabil, 2015 Feb, 29 (2), 184-95, doi: 10.1177/0269215514540919

・Costa LM PhD, et al. "The prognosis of acute and persistent low-back pain: a meta-analysis." CMAJ, 2012 Aug, 184 (11), E613-624, doi: 10.1503 / cmaj.111271

・Deyo RA, MD, MPH, et al. "What Can the History and Physical Examination Tell Us About Low Back Pain?" JAMA, 1992 Aug, 268(6), 760-765, doi: 10.1001/jama.1992.03490060092030

・Fann AV, "The Prevalence of Postural Asymmetry in People With and Without Chronic Low Back Pain." Arch Phys Med Rehabil, 2002 Dec, 83 (12), 1736-8, doi: 10.1053/apmr.2002.35653

・French SD, et al. "Superficial heat or cold for low back pain." Cochrane Systematic Review, 2006 Jun, doi: 10.1002/14651858.CD004750.pub2

・Fujii T, et al. "Prevalence of low back pain and factors associated with chronic disabling back pain in Japan." Eur Spine J, 2013 Feb, 22(2), 432-438. doi: 10.1007/s00586-012-2439-0

・Fullenlove TM, et al. "Comparative Roentgen Findings in Symptomatic and Asymptomatic Backs." Radiology, 1957 Apr, 68 (4), doi: 10.1148/68.4.572

・GBD 2013 Risk Factors Collaborators, et al. "Global, regional, and national comparative risk assessment of 79 behavioural, environmental and occupational, and metabolic risks or clusters of risks in 188 countries, 1990-2013: A systematic analysis for the Global Burden of Disease Study 2013." The Lancet, 2015 Dec, 386 (10010), 2287-2323, doi: 10.1016/S0140-6736(15)00128-2

- Gualano MR, et al. "The Long-Term Effects of Bibliotherapy in Depression Treatment: Systematic Review of Randomized Clinical Trials." Clin Psychol Rev, 2017 Dec, 58, 49-58, doi: 10.1016/j.cpr.2017.09.006
- Hallegraeff JM, et al. "Expectations about recovery from acute non-specific low back pain predict absence from usual work due to chronic low back pain: a systematic review." Journal of Physiotherapy, 2012 Sep, 58 (3), 165-172, doi: 10.1016/S1836-9553(12)70107-8
- Henrotin YE, et al. "Information and Low Back Pain Management: A Systematic Review." Spine (Phila Pa 1976), 2006 May, 31 (11), E326-34.
- Henschke N, et al. "Prevalence of and Screening for Serious Spinal Pathology in Patients Presenting to Primary Care Settings With Acute Low Back Pain." Arthritis Rheum, 2009 Oct, 60 (10), 3072-80, doi: 10.1002/art.24853
- Henschke N, et al. "Red flags to screen for malignancy in patients with low-back pain." Cochrane Review, 2013 Feb, doi: 10.1002/14651858.CD008686.pub2
- Hoy D, et al. "The Global Burden of Low Back Pain: Estimates From the Global Burden of Disease 2010 Study." Ann Rheum Dis, 2014 Jun, 73 (6), 968-74.
- Hoy D, et al. "A systematic review of the global prevalence of low back pain." Arthritis Rheum, 2012 Jun, 64, 2028-2037.
- Itz CJ, et al. "Clinical course of non-specific low back pain: A systematic review of prospective cohort studies set in primary care." European Journal of Pain, 2012 May, 17 (1), doi: 10.1002/j.1532-2149.2012.00170.x
- Jenkins HJ, et al. "Understanding patient beliefs regarding the use of imaging in the management of low back pain." Eur J Pain, 2016 Apr; 20 (4):573-80, doi: 10.1002/ejp.764. Epub 2015 Aug 18
- Leeuw M, et al. "The Fear-Avoidance Model of Musculoskeletal Pain: Current State of Scientific Evidence." Behav Med, 2007 Feb, 30 (1), 77-94, doi: 10.1007/s10865-006-9085-0

- Levangie PK, "The Association Between Static Pelvic Asymmetry and Low Back Pain." Spine, 1999 June, 24(12), 1234-1242.
- Nagata T, et al. "Total Health-Related Costs Due to Absenteeism, Presenteeism, and Medical and Pharmaceutical Expenses in Japanese Employers." J Occup Environ Med, 2018 May, 60 (5), e273-e280, doi: 10.1097/JOM.0000000000001291
- Pengel LHM, et al. "Acute Low Back Pain: Systematic Review of Its Prognosis." BMJ, 2003 Aug, 327 (7410), 323, doi: 10.1136/bmj.327.7410.323
- Pinto RZ, et al. "Self-reported moderate-to-vigorous leisure time physical activity predicts less pain and disability over 12 months in chronic and persistent low back pain." European Journal of Pain, 2014 Feb, 18 (8), doi: 10.1002/j.1532-2149.2014.00468.x
- Pourahmadi M, et al. "Effectiveness of Slump Stretching on Low Back Pain: A Systematic Review and Meta-analysis." Pain Med, 2019 Feb, 20 (2), 378-396, doi: 10.1093/pm/pny208
- Premkumar A, et al. "Red Flags for Low Back Pain Are Not Always Really Red: A Prospective Evaluation of the Clinical Utility of Commonly Used Screening Questions for Low Back Pain." J Bone Joint Surg Am, 2018 Mar, 100 (5), 368-374, doi: 10.2106/JBJS.17.00134
- Richard S, et al. "Self-efficacy and Health Locus of Control: Relationship to Occupational Disability Among Workers With Back Pain." J Occup Rehabil, 2011 Sep, 21 (3), 421-30.
- Samanci Y, et al. "Low Back Pain and Internet: Infopollution." Turk Neurosurg, 2017, 27 (5), 804-808, doi: 10.5137/1019-5149.JTN.18521-16.1
- Savage RA, et al. "The Relationship Between the Magnetic Resonance Imaging Appearance of the Lumbar Spine and Low Back Pain, Age and Occupation in Males." Eur Spine J, 1997, 6 (2), 106-14, doi: 10.1007/bf01358742
- Songprakun W, et al. "Using bibliotherapy to assist people to recover from depression in Thailand: Relationship between resilience, depression and psychological distress." International Journal of Nursing Practice, 2014 Mar, doi: 10.1111/ijn.12250
- Steffens D, et al. "Prevention of Low Back Pain: A Systematic Review and

Meta-analysis." JAMA Intern Med, 2016 Feb, 176 (2), 199-208.
・Suri P MD, MS, et al. "Do Muscle Characteristics on Lumbar Spine Magnetic Resonance Imaging or Computed Tomography Predict Future Low Back Pain, Physical Function, or Performance? A Systematic Review." PM & amp; R, 2015 May, 7 (12), doi: 10.1016/j.pmrj.2015.04.016
・Suzuki H, et al. "Diagnosis and Characters of Non-Specific Low Back Pain in Japan: The Yamaguchi Low Back Pain Study." PLoS One, 2016 Aug, 11 (8), doi: 10.1371/journal.pone.0160454
・Traeger AC, et al. "Effect of Intensive Patient Education vs Placebo Patient Education on Outcomes in Patients With Acute Low Back Pain: A Randomized Clinical Trial. "JAMA Neurol, 2019 Feb, 76 (2), 161-169.
・Tsuboi Y, et al. "Association Between Pain-Related Fear and Presenteeism Among Eldercare Workers With Low Back Pain." Eur J Pain, 2019 Mar, 23 (3), 495-502, doi: 10.1002/ejp.1323
・Udermann BE, et al. "Can a patient educational book change behavior and reduce pain in chronic low back pain patients?" Spine J, 2004 Jul-Aug, 4(4) :425-435.
・van Duijvenbode IC, et al. "Lumbar Supports for Prevention and Treatment of Low Back Pain." Cochrane Database Syst Rev, 2008 Apr, 2008 (2), doi: 10.1002/14651858.CD001823.pub3
・Verkerk K, et al. "Prognosis and course of pain in patients with chronic non-specific low back pain: A 1-year follow-up cohort study." European Journal of Pain, 2015 Jan, 19 (8), doi: 10.1002/ejp.633
・Wertli MM MD, et al. "Catastrophizing—a prognostic factor for outcome in patients with low back pain: a systematic review." The Spine Journal, 2014 Nov, 14 (11), 2639-2657, doi: 10.1016/j.spinee.2014.03.003
・Wettstein M, et al. "Profiles of Subjective Well-being in Patients With Chronic Back Pain: Contrasting Subjective and Objective Correlates." Pain Med, 2019 Apr, 20 (4), 668-680, doi: 10.1093/pm/pny162
・Williams CM, et al. "Red flags to screen for vertebral fracture in patients presenting with low back pain." Cochrane Review, 2013 Jun, doi: 10.1002/14651858.CD008643.pub2
・Yokota J and Fukutani N, et al. "Association of low back pain with presenteeism in hospital nursing staff." Journal of Occupational Health, 2019 Apr, 61 (3), doi: 10.1002/1348-9585.12030

・赤坂清和　竹林庸雄〔監修〕、三木貴弘〔編集〕『非特異的腰痛のリハビリテーション』羊土社、2018年11月
・伊藤かよこ『人生を変える幸せの腰痛学校』プレジデント社、2016年11月
・厚生労働行政推進調査事業費補助金　慢性の痛み政策研究事業「慢性の痛み診療・教育の基盤となるシステム構築に関する研究」研究班〔監修〕、慢性疼痛治療ガイドライン作成ワーキンググループ（ペインコンソーシアム:日本運動器疼痛学会　日本口腔顔面痛学会　日本疼痛学会　日本ペインクリニック学会　日本ペインリハビリテーション学会　日本慢性疼痛学会　日本腰痛学会）〔編集〕『慢性疼痛治療ガイドライン』真興交易（株）医書出版部、2018年3月　https://www.mhlw.go.jp/content/000350363.pdf
・厚生労働省「平成28年国民生活基礎調査の概況」
https://www.mhlw.go.jp/toukei/saikin/hw/k-tyosa/k-tyosa16/index.html
・消費者庁「法的な資格制度がない医業類似行為の手技による施術は慎重に」2017年5月　https://www.caa.go.jp/policies/policy/consumer_safety/release/pdf/consumer_safety_release_170526_0002.pdf
・独立行政法人国民生活センター「手技による医業類似行為の危害ー整体、カイロプラクティック、マッサージ等で重症事例もー」2012年8月　https://www.mhlw.go.jp/stf/shingi/2r9852000002lamn-att/2r9852000002latt.pdf
・独立行政法人労働者健康福祉機構「「職場における腰痛の発症要因の解明に係る研究・開発、普及」研究報告書」2013年12月　https://www.research.johas.go.jp/booklet/pdf/2nd/05.pdf
・日本整形外科学会ガイドライン委員会　腰痛診療ガイドライン策定委員会〔編〕、日本整形外科学会　日本腰痛学会〔監修〕『腰痛診療ガイドライン　2019　改訂第2版』南江堂、2019年5月
・ファイザー株式会社「≪47都道府県　長く続く痛みに関する実態　2012年vs 2017年比較調査≫依然として「我慢は美徳?」慢性疼痛を抱える人の7割近くが「痛みは我慢するべき」と回答」2017年8月　https://www.pfizer.co.jp/pfizer/company/press/2017/2017_08_23.html
・福原俊一他「腰痛に関する全国調査報告書2003年」株式会社日本リサーチセンター
https://www.joa.or.jp/media/comment/pdf/lumbago_report_030731.pdf
・吉村典子他「膝痛・腰痛・骨折に関する高齢者介護予防のための地域代表性を有する大規模住民コホート追跡研究 : 平成20年度-24年度総合研究報告書」厚生労働科学研究費補助金長寿科学総合研究事業、2013年3月